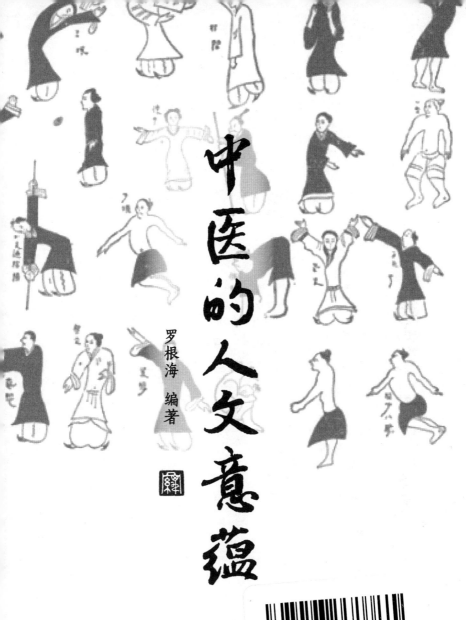

中医的人文意蕴

罗根海 编著

外语教学与研究出版社
北京

图书在版编目 (CIP) 数据

中医的人文意蕴 / 罗根海编著. —— 北京：外语教学与研究出版社，2021.12
ISBN 978-7-5213-3264-3

Ⅰ. ①中… Ⅱ. ①罗… Ⅲ. ①中国医药学－文化 Ⅳ. ①R2-05

中国版本图书馆 CIP 数据核字 (2021) 第 275285 号

出 版 人 王 芳
责任编辑 钱垂君
责任校对 牛茜茜
封面设计 李 高
版式设计 高 蕾
出版发行 外语教学与研究出版社
社　　址 北京市西三环北路 19 号（100089）
网　　址 http://www.fltrp.com
印　　刷 紫恒印装有限公司
开　　本 880×1230 1/32
印　　张 7
版　　次 2022 年 1 月第 1 版 2022 年 1 月第 1 次印刷
书　　号 ISBN 978-7-5213-3264-3
定　　价 48.00 元

购书咨询：（010）88819926　电子邮箱：club@fltrp.com
外研书店：https://waiyants.tmall.com
凡印刷、装订质量问题，请联系我社印制部
联系电话：（010）61207896　电子邮箱：zhijian@fltrp.com
凡侵权、盗版书籍线索，请联系我社法律事务部
举报电话：（010）88817519　电子邮箱：banquan@fltrp.com
物料号：332640001

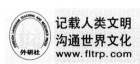

有深厚文化底蕴的医学，

才是有温度的医学。

——献给中医学

鸣　谢

本书在编著过程中，承蒙外研社的信任、支持与鼓励。战"疫"期间，有了广大医务工作者和志愿者负重前行，岁月静好，才有创作超常发挥的大环境，尤其是家人顾修君、罗萌、曹庆果在书稿打印、订正和资料查证等方面鼎力相助，故能在较短时间内收获硕果。

承蒙中国工程院院士、天津中医药大学名誉校长、中国中医科学院名誉院长张伯礼先生在百忙之中为本书作序。

在此一并深表谢意。

序 | 开拓 21 世纪中医学新天地

  中医学科的属性一直有颇多争议。现普遍认为，中医学是具有深厚文化底蕴的中国古代医学学科。前几年有人讲要"剥去中医的哲学外衣"，大谬矣！正是中国古代文化自成独特系统，才有了中医学的文化符号。

  早在五六千年以前，华夏文明就已进入了较快发展的时期。哲学、天文、地理、农学、文学、医学、建筑、军事等学科都在发生、发展、分化，各个学科互相汲取、借鉴、碰撞、融会，经过漫长的发展过程，基本形成了各自的学科知识体系，并且有了代表性著作，如哲学的《易经》、文学的《诗经》、医学的《黄帝内经》《神农本草经》、军事的《孙子兵法》等。这些学科构成了中国古代文明的坚实基础，为社会发展提供了思想和科技支撑。

  中医学是古代科学的有机组成部分。它既总结了先人们丰富的实践经验，又努力吸收其他学科的知识成果为己所用，不但建立了较系统的理论体系，还不断在实践中修订、补充、发展理论内容，使之更加完善。经过漫长的发展历程，中医学形成了自身的特点和优势，并成为一门成熟的具有中国特色的医学学科，在保障中华民族繁衍昌盛、维护人民健康中发挥了重要作用，成为中华文明的瑰宝，也是打开古代文明的钥匙。

时至今日，世界上其他古代医学体系近乎消亡，中国古代科技也已成为历史的辉煌。唯有中医学，经数千年而不衰，历久弥新，至今在医疗、卫生、保健中仍发挥着不可替代的作用。随着疾病谱的变化、老龄化社会的到来，世界范围内的健康观念、医学模式都发生了巨大变革。中医学天人合一的自然观、精气神脏腑一体的整体观、治未病和养生保健的积极预防思想、辨证论治的个体化诊疗理念，以及七情和合方剂配伍的组方策略等思想和方法虽然古老，却并不落后，还反映了现代医学发展的趋势。中医学的特色和优势越来越彰显，并在我国的医改中发挥了重要作用，正如陈竺副委员长所讲："深化医改为中医药发展带来契机，中医药发展为医改提供重要动力。"

新冠疫情肆虐全球，重创世界各国经济社会发展，给人民健康带来重大损伤，中国人民在党中央的领导下，众志成城，科学抗疫，取得了抗击疫情的重大胜利。中医药早期介入，全程参与，在各阶段都发挥了重要作用。中西医结合、中西医并用成为抗疫中国方案的亮点，在海内外产生了重大影响。在新发突发重大传染病的情况下，没有疫苗，没有特效药，但我们有中医药。几千年的防治经验，安全有效，辨证论治，方便可及，而且有深厚的文化基础，依从性好。中医药可及性具有重大战略意义和实际应用价值。我国已经修订了相关法律，保障中医药的知情权、参与权，扎牢了疫情防控的安全防线。

新时代中医药也迎来了发展的春天，党中央、国务院将中医药发展作为民族复兴的重大任务，密集出台了一系列政策法规，安排大量经费资助中医药传承精华、守正创新，促进中医医院建设、学术传承、科学研究、人才培养及产业转化，使中医药为健康中国建设做出更大的贡献，也加快了中医药国际化的步伐。

中医理论及中药使用方法逐渐被世界各国人民接受甚至喜欢。中医针灸已惠及全球190多个国家和地区，中药以膳食补充剂、保健品、药品等不同身份已在近百个国家广泛使用。中医药已成为中华民族对人类文明的又一巨大贡献。

20世纪末，美国国家科学院院士爱德华·威尔逊（Edward O. Wilson）在《科学》上发表展望新世纪科学发展前景的文章，指出："人类不仅仅是生物学的物种，而且还是文化的物种，我们需要将自然科学和人文科学整合在一起去探索生命。"2014年，中国社会科学院李慎明先生提出："生命科学不属于自然科学或社会科学，应是一个与自然科学和社会科学并列的科学门类。中医学充分体现了自然科学与社会科学的有机结合。"正如王永炎院士所言，"中医学是以生物学为基础、与理化、数学交融，与人文、哲学渗透的古代医学科学。"

中医学的理论体系和临床思维模式具有深厚的中国文化底蕴。中医学以临床望、闻、问、切四诊合参收集人体功能状态信息，借助由表及里、由外揣内的取类比象、演化推理，经过哲学逻辑思维，从整体把握人体功能状态特征及演变规律，判断人体阴阳失衡、脏腑气血偏颇状况，进而制定有针对性的针、药、按摩、食疗、气功等复合干预措施，以达到"以平为期"的目的，使人体"阴平阳秘"，恢复健康状态。这种对人体健康的认识和把握以及乘治调平的动态求衡干预策略是一种独特的健康维护认知思维方法。

随着现代科技的发展，以分析还原论指导的现代医学取得了巨大进步，基因组学、蛋白组学和分子生物学取得了长足进展，但还原分析科学也遇到了挑战，进而逐渐催生出系统生物学。局部与整体相关联、微观与宏观相结合已成为生命科学发展的前沿和趋势。前几年我提出，中医学的理念与现代医学技术相结合将是未来医学发展的方向，将开拓当代医学新的研究领域。复旦大学汤钊猷院士提出："以中医之道驭西医之术，可以开创新医学，必将有助于医学发展并贡献于世界。"陈竺院士曾经强调："科学家应逐步突破中西医学之间的壁垒，建立融中西医学思想于一体的 21 世纪新医学，这种医学兼取两长，既高于现在的中医，也高于现在的西医，值得我们为之努力和奋斗。"

中医学虽然深奥，但并不神秘，只要努力，完全可以掌握其真谛。我校很多留学生经过认真学习，比较系统地掌握了中医基础理论和诊疗方法，在很多国家行医治病，取得了很好的疗效，受到当地群众的欢迎。但学习中医的确要下一番工夫，有的留学生反映背诵难，理解更难。确实如此，但理解要有技巧，那就是要了解中国文化，特别是中国古代文化。了解了东方文化的特点和思维方法，往往一通俱通，很多问题就能迎刃而解。古诗云："问渠那得清如许？为有源头活水来。"

罗根海教授《中医的人文意蕴》一书恰是从中国文化的视角，揭示中医与中国文化的渊源关系，也是《中医的文化底色》一书的姊妹篇。罗教授强调：中国文化多种多样，中医学只是其中一种，系统、通俗地把它介绍给喜欢中国文化的各国人民是编写这本书的主要目的。书中，罗教授从"中医翘楚说中医文化""文化大咖的第五'标配'""中西医学的文化对话"三个视角编选医学文化史上最具人文趣味的故事，介绍博大精深的中医文化，诠释中医药的"道"与"术"的深奥哲学、伦理、人文内涵，彰显中医药治未病、养生保健的积极预防医学思想和无害化及非药物诊疗的绿色优势。本书以简驭繁，深入浅出，以淡雅的文风、通俗的讲解，达到了"外行读了有收获，内行看了有启迪"的效果，是一本体裁新颖、内容精当、文风淡朴、雅俗共赏的上乘之作，没有扎实的国学底蕴和对中医真谛的把握是难以完成著述的。

　　罗根海教授是天津中医药大学知名教授，四十余年来，一直从事医古文和中医文化的教学和研究。十多年来，率先开设中医"人文讲堂"，反响颇佳。罗先生尤尚进德修业，注重为人师表，淡泊名利，辛勤耕耘，为学校语言文化学科建设做出了突出贡献，并为学校成立的语言文化学院及中医传媒中心奠定了基础。

　　今《中医的人文意蕴》一书即将付梓，我先睹为快，颇多启迪，也愿推介。为示敬怀之情，谨为之序。

中　国　工　程　院　院　　士
天津中医药大学　名誉校长　　张伯礼
中国中医科学院　名誉院长
辛丑年初冬于天津静海团泊校区

自序 | 致敬"生生之具"

致敬"生生之具"[1]，就是致敬共同战"疫"的中医学，致敬战"疫"中各国医学界和全体医务人员。这也是向当前世界战"疫"中的医务工作者们最硬核的表达，也为了让更多的人认清和读懂送走瘟神、保护我们健康的病毒克星们是何等的神圣和崇高。

2019 年底至 2020 年初，新冠肺炎疫情暴发。己亥猪年除夕前一天，武汉"封城"。各地积极开展防疫工作。为更好地防控疫情，各地要求居家防"疫"，客观上倒给笔者提供了难得的创作好时空。那些勇敢逆行的医护人员，年过古稀、投入抗击疫情第一线的张伯礼院士，冒着疫情坚持上班的送快递、送外卖的小哥，以及众多在防"疫"中无私奉献的志愿者们，一起构成了当代"抗疫英雄谱"的最美画卷，成为笔者创作的精神驱动力。在全民抗"疫"的进程中，这本书的创作与出版，恰逢其时。笔者

---

1 语见东汉班固《汉书·艺文志·方技略》："方技者，皆生生之具，王官之一守也。"意为：中医学等是保障生命生存的工具，是天子之官的一种职守。《易·系辞上》："生生之谓易。"唐代孔颖达正义曰："生生，不绝之辞。阴阳变转，后生次于前生，是万物恒生，谓之易也。"

也希望它能成为助燃抗"疫"之火的一块木柴。

"圣人深虑天下，莫贵于生。"（《吕氏春秋·贵生》）而"贵生"最经典的格言当推唐代孙思邈的"人命至重，有贵千金；一方济之，德逾于此"（《备急千金要方·序》）。孙思邈用精辟的语言把"人命"与"千金"、"千金"与"医德"之间的逻辑关系说得简洁、透彻。谈及养生的要领时，他认为，首先要懂得"自慎"，而"自慎"是以有所"敬畏"为根本的，就像是：读书人失掉敬畏就会荒废仁义，农夫失掉敬畏就会错过农时，工匠失掉敬畏就会忘掉规矩，商贾失掉敬畏就会丢掉商机，做子女的失掉敬畏就会违背孝道，做父母的失掉敬畏就会废弃慈爱，……最后才是对自身性命的忧虑和敬畏。只有这样，才不会受他人的束缚和制约，才不会获罪于人，才知进退。[1] 从"贵生"到对生命的"敬畏"，从"生生之具"到"医者仁心"，这就是医者生命观的主线。

"古之圣人，不居朝廷，必居医卜之间。医可以贱简为哉？"（明代李时珍《本草纲目·重刻本草纲目序》）中外圣贤概未能外。跨海越洋，让我们来到古希腊希波克拉底（Hippocrates）的时代。希波克拉底就是主张所有从医者都要庄严地宣读誓言的著名医学家。在他看来，"医术是一切技术中最美和最高尚的"（《希波克拉底全集·论法规》）。"同时又是哲学家的医生，犹如众神。医学和哲学之间没有大的不同，因为医生也应当具有优秀哲学

1　语见《新唐书·孙思邈传》："故养性必先知自慎也。慎以畏为本，故士无畏则简仁义，农无畏则堕稼穑，工无畏则慢规矩，商无畏则货不殖，子无畏则忘孝，父无畏则废慈……其次畏身。忧于身者不拘于人，畏于己者不制于彼……"

家的一切品质：利他主义、热心、谦虚……"（《希波克拉底全集·论可贵的品行》）这可能也是史上有关哲学与医学、哲学家与医学家属性关系最直白的论述。无论是中国的孙思邈，还是希腊的希波克拉底，都是"仁者寿"。他们都是医德的楷模，他们的善良至今仍有极强的穿透力和震撼力，让生活在当代的人们闻之肃然起敬！追踵前良，"使人奋迅感慨激厉之不暇"[1]（元代戴良《九灵山房集·卷十》）。

疫病史告诉我们，疫病的发生在某种条件下可以成为人类生活方式的指路标。当前的全民抗"疫"，就是一次大考，拷问的是人性的成色；这又是一个课堂，让我们学会思考，让我们变得成熟起来，再一次反省生存的价值及过去生活方式的弊端和人类过度的物质追求给自然造成的负担，想一想该如何同大自然和谐相处。总之，我是提倡"疫思"的。不反思就无法面对为战"疫"而牺牲自己一切的人们。

当前在全民抗"疫"中，中医药多方位深度介入，已成为抗"疫"的中国方案的一大特色和亮点。写作本书，取名为"中医的人文意蕴"，意在挖掘中医思想、思维模式的深层次文化密码，提高对中医学说的认知层级。权且把它视为先前拙作《中医的文化底色》一书的姊妹篇，奉献给广大喜好国学的读者，以期共享"仰大圣上智于千古之邈"[2]的那一刻。

1　意为：（赶上前代的贤良）使人兴奋，迅速产生感慨和由于受到激发而产生的振作之情。激厉：同"激励"。

2　语见明代张介宾《类经·序》。意为：企及远古时代医圣的大智慧。

为达到上述目标，笔者本着一贯崇尚的求异思维，愿在当前已有一些中医文化书籍的市场里，另辟蹊径，在重新设计编著的体例里，在密切贴近中国文化发展的大脉络下，在保持史实真实的基础上，对所选故事从新思路、新角度进行二度创作，力求雅俗共赏，重在以文传意，意蕴、趣味优先。明末清初思想家顾炎武在谈到他的文化史方法论即如何运用原始资料阐述时，提出：对原始资料的运用首先需要"器识"（"士当以器识为先"）。何谓"器识"？根据张岂之先生的解释，"器识"就是"著述者对于人文道德的自我意识"[1]。书要有新意，才有"生命"和书魂；要有视角，才有个性和看点。此外，本书在叙事时力争让语言更有画面感，注重写作的文笔、文采、文韵及"虎头""豹尾""猪肚"的谋篇之道，以提高可读性。

为使文章有历史的归属感，全书从三个视角（章），即"中医翘楚说中医文化""文化大咖的第五'标配'""中西医学的文化对话"，分别编选医学文化史上最具人文趣味和有视角、有深度的故事与读者分享，并在每章起始设置导读，以便加深读者的理解，加强与读者的互动和交流。

任职于我国台湾"中央研究院"历史语言研究所的李建民先生在《生命与医疗·导言》中说："我特别注意古代医学'正典'（canon）的形成史。所谓正典，是一门学科的范例性文本。"基于此，笔者愿践行这一睿智的研究经验之谈，在每一篇里精心选

---

1 张岂之，《顾炎武》，北京：中华书局，1982。

择若干"范例性文本"进行有新意的二度创作，以便从多个视角更清晰地表达中医学里的国学智慧、相关历史，以及以"文本"为核心的医学知识体系。因为笔者以为，根据研究、写作的目的确定它的范例是关乎一部作品成败的先决步骤。

古贤在谈到读书之法时倡言以"经为经，史为纬"，"儒者必贯串经史，方为有用之学"（清代申涵光《荆园进语》）。故在本书撰写时愿遵前贤，以经带史，以史连经，经史交织，以畅其道，此亦吾之志也。

为增加知识含量，在每篇文章后特辟"解读关键词 / 杏林芳菲"这一块"自留地"，采用点题的方式介绍与中医文化相关的术语。

当撰写中国的巫医文化时，英国人 J. G. 弗雷泽（J. G. Frazer，1854—1941）的《金枝》（The Golden Bough）这部人类学的经典之作进入了我的视野，让我眼前一亮，我完全被印在该书[1]扉页上的几行评价小字吸引，我想，这不就是笔者和外研社的领导及编辑们所共同追求的吗？"《金枝》文笔清丽、义理明畅，对世界各地习俗娓娓道来，如数家珍，加上众多耐人寻味的观点和评论穿行其间，全书处处闪烁着智慧的光芒，而绝少呆滞和陈腐的气息，读来兴味盎然，令人不忍释卷。"余虽不才，没那天赋，但"苍龙日暮还行雨，老树春深更着花"（顾炎武《又酬傅处士次韵》之二），照猫画虎的勇气我还是有的，何

1　笔者所读为新世界出版社 2006 年版，由徐育新、汪培基、张泽石翻译。

况写作的目的和要求是那么清晰和明确。

防"疫"期间，封闭的是小区，打开的是思维的窗子。岁月静好，是因为有人负重前行。积极防"疫"，才是首选。创作是辛苦的，也是甜甜的，它似能让我见到理想峰巅上的云彩星霞。

清代名士袁枚写诗，"情""学""神"三者并重，推崇"人闲居时，不可一刻无古人；落笔时，不可一刻有古人"。因为"平居有古人，而学力方深；落笔无古人，而精神始出"(《随园诗话·卷十》)。借此吉言，古今互鉴，那我们就让史上的"中医翘楚""文化大咖""汇通先驱"来个历史的"穿越"，共同演一出活灵活现的中医文化前生今世的好戏。

庚子三月二十八于佳怡公寓

作者谨序

目录

引言 | 醉美文化"道"岐黄

中国是东方的文明古国，支撑这种"文明"的文化已经有五千年的历史。中国被联合国列入世界遗产名录的物质遗产和非物质文化遗产的数量均居全球前列。就文化而言，它是由不同层次的文化和学术思想构成的。中医文化是中国文化的重要组成部分和衍生的分支。它"矿源"丰富，"流量"充足，足够我们"后浪"挖掘和享用，并继承发扬，造福苍生。它既有"道"的层面，也有"术"的层次；既有制度文化，曾纳入"王官之一守"，也有属于非物质文化遗产的针灸技术、中药炮制方法等。它是中国特有的健康智慧，是中国名片之一。中医之道的普惠性、实用性、思辨性、综合性、艺术性正是中医文化突出的人文特色。

要深刻领悟中医的人文意蕴，就必须寻根溯源，先读懂中国文化的形成、演变和发展历程。

经学史专家周予同先生在为《汉学师承记》一书所作的序言中提出，中国文化的演变可分为三大时期："第一期从上古一直到春秋、战国末（公元前 3 世纪初），可称为中国本土文化起源与发展的时期。第二期从秦朝一直到明末（公元 17 世纪中），可称为中国与印度文化由接触而融变的时期。第三期从明末到现在，可称为中国与西洋文化由接触而突变的时期"[1]。中医学的理论渊薮《黄帝内经》(又作《内经》)"基本上是成书于战国时代，只是个别的篇卷，渗入了汉代的东西，因而它亦并不是成于某一人之手"[2]。当代著名医史文献学家任应秋先生还把《黄帝内经》和先秦旧籍的《周礼》一书相比对，他的结论是："看来《周礼》所言者略，《素问》所言者详，毕竟《周礼》不是医书，而《素问》乃专言医者，虽然详略有所不同，而其理论体系则毫无差异处。"[3] 由此认定《周礼》和《素问》两书均为战国时古籍，似已无任何疑义。

此外，从《黄帝内经》所涉猎的古代哲学、天文学、伦理学、养生学和生物学等知识及任应秋先生从其引用的二十一种远古医学文献来考证其成书的时间，清晰看出它为中国古代优秀文化所滋养的渊源关系，因为古代名医多为文化底蕴深厚之人。"《黄帝内经》引用的远古文献，是非常丰富的，特别是《素问》虽由代远年湮，仅存吉光片羽，正因为如此，所以弥觉其太可珍惜了。"[4] 可见以《黄帝内经》为标志的中医学理论完全是在中国文化演变的第一期和第二期的交汇时期形成、建立的，奠基和建构它的是大量的中国传统文化的因子，从时间的衔接看也是符合情

1　参见江藩编，周予同选注，《汉学师承记》，商务印书馆，"万有文库"本，1933年，第1—2页。

2　任应秋，刘长林编《〈内经〉研究论丛·黄帝内经研究十讲》，湖北人民出版社，1982：19。

3　同上书，第11页。

4　同上书，第26页。

理的。因此，中医学理论全部流淌着浓浓的中国传统文化"血液"并全靠它的滋养，它们之间文脉是相通的。

周予同先生又认为："中国从两汉一直到清末以前，这二千余年的长时期中，所谓学术思想就以'汉学'与'宋学'为两大主潮"，且"经典研究是'汉学'唯一的特点"，"本体研究是'宋学'唯一的特点。"[1] 自《黄帝内经》问世后，中医学有了系统的完整理论，在不断积累经验和发展的过程中，中医学渐入兴盛和汇注医籍的时期，而这个时期的中医学与以经典研究为主要特点的"汉学"主潮亦相吻合。随着"宋学"主潮的兴起，中医学进入流派纷呈的时期，主清火、主攻下、重脾胃、主滋阴虽各不相同，但都是宗"经"而不泥古。这一时期的社会文化、生活对医学的影响、渗透不可低估。如滋阴学派朱震亨早年就曾跟从"宋学"归纳派代表人物朱熹的四传弟子许谦（字益之）学习"道德性命之说"，只是后因母脾病，才放弃举子业，转而习医。"宋学"的基础和功底，不能不说是成就他日后全面人格魅力、医学创新精神的催化剂和发动机。

在中西文化碰撞、交融的第三期，"西学东渐"与"中学西传"的频次随世界交通的便利而大大增加。西方传教士为迎合中国人的心理，把传教和治病结合起来，以医为媒介，大力传播西方的文化。与此同时，中医学在世界各国也得到传播，改变着西

1　参见江藩编，周予同选注，《汉学师承记》，商务印书馆，"万有文库"本，1933年，第6—9页。

方人对中医学的陈旧看法。在彼此交融的中西汇通中，一批先贤率先推进了传统医学的自我革新，显示着中医学强大的吸附力和包容性。

有什么样的文化，就有什么样的医学。只有文化才是托底的。中医文化的特性是：

（一）"道""术"兼备的文化属性。什么是"道"？中国早期文化就有"道器（术）论"，认为"道"是重要的哲学范畴，在与"器（术）"的关系中，"道"是具有支配作用的普遍法则。"形而上者谓之道，形而下者谓之器"（《周易·系辞上》）。"诸艺之中，医尤为重"（清代汪昂 [1]《医方集解·序》）。《黄帝内经》是上古三坟之一，载道之书，"其道通于神圣"（清代袁枚《与薛寿鱼书》），"唯用心精微者，始可与言于兹"（唐代孙思邈《备急千金要方·卷一》）。"道"要求习者"上知天文，下知地理，中知人事"（《黄帝内经·素问·气交变大论篇第六十九》），中医学的哲学思辨特色及所涉学科领域证明"道"绝非单纯的技术所为之事，冠以"博大精深"，一点儿都不为过。故若只研究中医的"术"，对中医文化进行表象化解读，是浅尝辄止的、不合适的。

（二）体现中国健康文明的医学业态。从诊断到治疗，从治未病到养生，从"治病求本""同病异治""异病同治"到用药时的"君、臣、佐、使"，中医学的大爱和人文关怀都体现在对每个患者的治疗细节之中，独特的医学人文要素使它成为世界上出

1　汪昂（1615—1695），明末清初医学家。

现最早、传承时间最长、规模最宏大、理论最全面的民族医学体系之一。没有中医学，就没有中华民族的健康繁衍。

（三）中医学是现代医学的重要组成部分。没有中医学，现代医学是不完整的，因为中医学体现了人类文明的内核和核心价值。伦敦大学金史密斯学院教授安吉拉·麦克罗比（Angela McRobbie）在《文化研究的用途》（The Uses of Cultural Studies）一书中说："文化研究在今天之所以有价值，就是因为它能够帮助我们更好地认识和理解我们周围的世界。"[1] 依此，研究中医文化当可最便捷地让我们认识和理解中西医学及其他民族医学之间的"和而不同"，以及它们在当今世界造福人类健康方面的价值和作用。

毋庸讳言，中医学是中国农业文明时代的产物，为那个时代生产力水平所限制，"在推测自然与人体的奥妙时，中国人在很大程度上要依靠直觉"[2]。因此中医学是需要吸纳现代科学发展成果来予以补充和整饬的，"道"的哲学层面的研究新成果也应为中医学自身发展所用，就像它过去所经历的那样。比如，我们不会因为今天穿着一身洋装而去讥讽我们的先人当年长袍冠服的穿着，当然前提是这样的穿着还具有审美价值和传承意义，截断历史是不科学的蠢行。在自我完善中发展是一切事物成长的必然规

---

1 《文化研究的用途·译者序》，见［英］安吉拉·麦克罗比著，李庆本译，北京大学出版社，2007年，第2页。

2 参见林语堂著，郝志东、沈益洪译，《中国人》，学林出版社，1994年12月第1版，第101页。

律，中医学在它形成的初期，也经历过这种否定之否定的过程。以中医学的称谓的演进为例，中医学经历的不同称谓就表明了它演进、发展的轨迹。医学原属于"六艺"之一的"数"。数，术也，其中包含着阴阳五行生克变化的运动规律。最初纳入天子之官的职守时，医学被称作"方技"，属于"术"的范畴；到了汉代，"艺"与"术"开始分离，进入以"术"统称医的时期；至隋唐时代，医、药、方、脉理论基本齐全，方技分开发展，医与术分离，方术便不再进入医学的主流，从医者开始以"医道""医术"称谓医学[1]，完成了医学和非医学的剥离过程。中医学也在中国传统文化的滋养下，完成了自身的"净化"。笔者认为，这种自我"净化"的洗礼，还会反复呈现，我们是有这种文化基础和文化自信的。

清代袁枚在研究"著写"和"考订"的优劣时提出："著述始于三代六经，考据始于汉唐注疏。考其先后，知所优劣矣。著作如水，自为江海；考据如火，必附柴薪。'作者之谓圣'，词章是也；'述者之谓明'，考据是也。"[2]但今人张舜徽先生则认为，"几千年间很成功的编述作品，其价值并不在著作之下"[3]，也是有历史依据的。

2017 年英国布鲁姆斯伯里出版社出版的《布鲁姆斯伯里当代医学哲学指南》(*The Bloomsbury Companion to Contemporary*

---

1 见唐代王焘《外台秘要·序》，北京：人民卫生出版社，1955 年。

2 清代袁枚著，童凤畅译注，《随园诗话（全译本）·卷六》，西宁：青海人民出版社，2004：95。

3 张舜徽：《中国古代史籍校读法·第二章》，上海：上海古籍出版社，1980：199—200。

Philosophy of Medicine）在欧美医学哲学研究及教育领域产生了广泛的影响，其主编詹姆斯·马库姆（James Marcum）在"第一编·导论"中提出："现代医学就其本质与实践而言是多元主义的，《指南》旨在反映这种多元主义。"[1] 相应地，我们可以把多元主义看作世界在这方面研究的一个趋向而加以重视，并将中国的相关研究也纳入其中，因为医学哲学的研究方法是没有国界之分的。

"问渠那得清如许？为有源头活水来。"（宋代朱熹《观书有感》）借用老祖宗留给我们的智慧，我们正在稳步实现中医学从经验医学到现代医学的飞跃。在新冠肺炎疫情的全球防治中，中医学是有作为的医学，带给我们一缕缕希望的曙光。

2020 年 3 月 26 日

参考文献：

[1] 安吉拉·麦克罗比.文化研究的用途[M].李庆本，译.北京：北京大学出版社，2007.

[2] 江藩.汉学师承记：上[M].周予同，选注."万有文库"本.北京：商务印书馆，1933.

[3] 江藩.汉学师承记：下[M].周予同，选注."万有文库"本.北京：商务印书馆，1933.

---

1 参见《走向多元与整合:〈布鲁姆斯伯里当代医学哲学指南〉评介》一文，见《医学与哲学》2019 年第 40 卷第 1 期（总第 612 期），第 17—20 页。

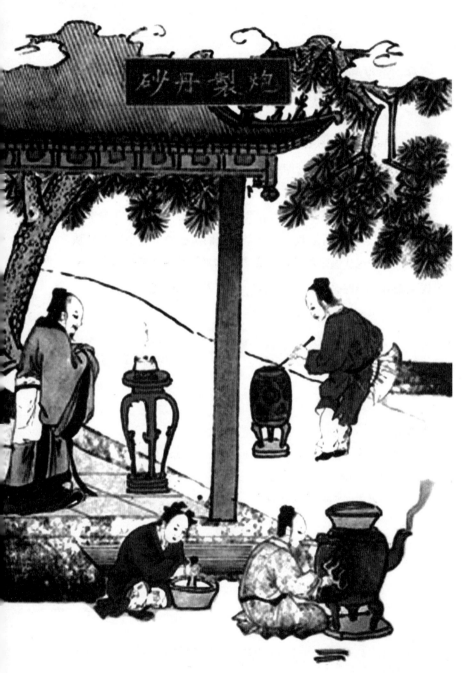

砂丹製炮

朱砂炮制图

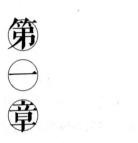

导 读 | 中医翘楚说中医文化

自汉武帝采纳董仲舒提出的"罢黜百家，独尊儒术"始，儒学成为官方的统治思想，形成经学，而实际上在许多场合，儒和道两家都是形影相随的。魏晋时期玄学盛行，又"援道入儒""儒道互补"，以易、老、庄"三玄"代替经学，社会思想较为多元。魏晋南北朝时佛教也在中国流行起来，其中禅宗是最中国化的佛教宗派。中国化的禅宗以"内在超越"为特征，[1]与中国原有的儒家、道家文化逐渐融合，并逐渐为当时的中国知识分子所接受。到了唐朝，儒、道、释三教融合的趋势更加明显，对中国知识分子的精神追求和中国的社会文化都产生了重要影响。

熔儒、道、释三种文化要素于一炉的医家首推唐代方剂学家、非常重视医者医品的大医孙思邈。

为医，孙思邈首先秉承的是儒家理念——仁心仁术，是一位

1　参见印顺《中国禅宗史·序》，江西人民出版社，1999: 2。

大儒医。他反对倚仗一技来炫耀自己的功绩和才能，他认为这样做是远离"忠""恕"思想的。作为医生，他鄙视那种以为患者富有而施以珍贵的药物、让他们难以购得而四处奔波的做法。

在道家方面，他结合行医的行为，引入了因果报应的思想，劝善意味浓厚。

在释家方面，他主张医生要有菩萨心肠。见到患者应先发"大慈恻隐之心"，下决心大力缓解病患的痛苦；不问患者的"贵贱贫富，长幼妍媸，怨亲善友，华夷愚智"，都要一视同仁，视如亲人。在用药方面，他甚至不用活物，即便是鸡蛋一类的东西也是在不得已的情况下才去使用。

总之，孙思邈以人为本，是在中国医学中注入浓浓的人文思想的大医。[1]

中国医学发展史表明：中医学是紧贴着中国本土文化及本土化后的外来文化而产生和发展的，是土生土长的一种特殊的文化形态。各来源文化在中医眼里，只不过有大小、宽窄、根源性和延伸性的差别而已。

无论是儒道，还是道家之"道"，重"道"应该说是中国名医，或准确地说是中国儒医的特征。"通天地人曰儒，通天地不通人曰技。斯医者，虽曰方技，其实儒者之事乎。"（宋代林亿《新校正黄帝针灸甲乙经·序》）在中国传统文化的大环境中，不重儒家之"道"，无以立身、立世；不重道家之"道"，则无

1　以上参见唐代孙思邈《备急千金要方·卷一》，1955 年人民卫生出版社影印宋刊本。

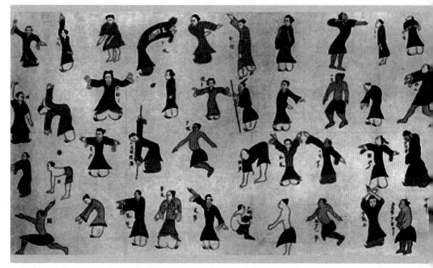

马王堆汉墓出土的《导引图》复原图

以行医。重"道"既是儒医由儒的身份演化的条件，也是中国医学特色在儒医身上的反映。

中医里重"道"的名医都有受过儒学教育的背景。如淳于意被他的老师公孙光称为"圣儒"，即慕圣人之道的儒士。华佗"游学徐土，兼通数经"。"数经"当然包含儒家的经典，因为"游学"的做法，本来就是"道之所存，师之所存"的儒家求学方法。皇甫谧是"博综典籍百家之言""朝闻道，夕死可矣"的"书淫"。陶弘景也是"读书万余卷，善琴棋，工草隶"的"诸王侍读"。在儒学思想的熏陶下，他们"君子不器"，有多种追求；淳于意"好数"（汉代司马迁《史记·扁鹊仓公列传》)，数即数术，医学。

华佗"晓养性之术"（西晋陈寿《三国志·魏书·方技传》），偏好方术。皇甫谧认为，若"不知医事，此所谓游魂耳"（晋代皇甫谧《甲乙经·序》）。陶弘景"年十岁，得葛洪《神仙传》……始有养生之志"（唐代李延寿《南史·陶弘景传》）。

大儒大医，大道不孤，他们脚下的路都是有共性的。

医学模式、医理、医生、医术是构成一种医学的四大关键环节，且彼此关联、互相影响、不可割裂。无论有形无形，都会在医疗过程中一一展现，接受包括实施者在内所有人的评说，而一以贯之支撑这种医学全部的，正是哺育它的文化。

医者，仁术。医者是离仁爱最近的人，也是拯救生命、保护百姓健康的积善、积德的人，其功德等同化育万物的大自然，也超越谋划成就万物的帝王。[1]"皆生生之具"[2]，医者的主旨就是要让人们健康地活着。

基于上述思考，本章首先探讨中医学模式的发展，开启医学人文关怀之情愫；再以对中医学理论特色的思考为主线，打开中医的人文之窗，借中医翘楚之口，多视角阐述"和于术数""阴密阳固""葆精毓神""五味平衡""形与神俱"等中医学里的大智慧及文化意蕴，引导读者迈进中医学的文化殿堂；最后介绍古代巫史文化的来龙去脉和医家身份的孝道特色。

---

1 语出唐代孔志约《新修本草·序》："大庇苍生，普济黔首。功侔造化，恩迈财成。"
见 1981 年安徽科技出版社辑复本。
2 参见东汉班固《汉书·艺文志·方技略》，1959 年中华书局点校本。

"由规矩以求班，因彀以求羿"[1]，讲中国的医学文化故事，还是应从它的本源开始。

2020 年 4 月 14 日

---

1 语出明代江瓘《名医类案·自序》。班：鲁班，古代工匠，据说曲尺等木工工具都是鲁班发明的。后羿：相传是夏王朝东夷族有穷氏的首领，善射。

第一篇 | "医意"说里见情怀
——中医学的"医学模式"

文脉提示

医学的"温度";"神灵主义"的医学模式;"自然哲学"的医学模式;镶嵌在中医学里的心理、社会因素;"医意"说里的人文情怀;将心比心、换位思考的大医孙思邈;济世精神的"杏林"文化;医学家兼社会学家、民俗学家、心理学家李中梓。

盖医之为道,所以续斯人之命,而与天地生生之德不可一朝泯也。

——元·王好古《此事难知·序》

　　医家如何对待患者、对待疾病,大家直接感受的只是医院的"温度",而不完全是医学的"温度"。一生不和医院、医学打交道的人几乎没有,因此大家免不了要去医院"试温"。医院若要有"温度",不要说把患者当"上帝"之类的虚话,只要把患者如同自己的至亲一般对待就足矣。

　　这温度的热源其实就来自医学的模式,包括对医学本质认识的水准，对疾患社会属性的了解，解决疾患的路径、方式及实施方法等。有什么阶段的医学模式就有什么水平的医学服务和样式，在历史发展的不同阶段，科学认知水平不同。一般认为，人类社会大体经历了神灵主义、自然哲学、机械论、生物医学和生物—心理—社会几种医学模式。纵观世界，各种医学在守护健康、应对疾病的作业要求、标准、方式、方法不尽相同，步调不尽一致。有的医学模式三步并做两步，有的步步为营。但是，无论发展快慢、是否完整，处于支配地位的哲学思想起着决定性作用。它会促进社会人文孵化器的形成，铸就仁爱的医学人文情怀，锻炼医家的人文素养，从而提升医学的人文水平。

与世界其他国家和民族的医学模式相比，中医学的发展有如下几个特点：

一、中医学也经历过所谓的"神灵主义"医学模式，只不过这个神灵和其他医学不是同一个罢了。在上古时期，中医学度过了一段巫医相混的时期，奠定中国医学理论基础的《黄帝内经》就追忆了那个初始阶段神灵治病的场景和经过。在黄帝与岐伯的一段精彩对话里[1]，黄帝说："我听说古时候治病，只是改变病人的思想、精神，切断患病的根由就可以了。"那又如何去具体操作呢？虽然上古时期的历史已经不可考，汉代刘向在文献里曾描述过当时的具体操作过程，极具想象力和表演效果。文献还记载过

1　参见《黄帝内经·素问·移精变气论篇第十三》。祝由："祝"有"断"义，"祝由"谓断绝受病之由。旧解谓祝由为南方之神，误。据郭霭春《黄帝内经素问校注语译》，天津科技出版社，1981：77。

扁鹊与"中庶子喜方者"商讨为虢太子治病一事，喜欢方术的中庶子拿出了自己头脑里储存已久的巫医治病的一段往事，来质疑扁鹊能否为虢太子回春。中庶子是这样说的："吾闻上古之为医者曰苗父。苗父之为医也，以菅为席，以刍为狗，北面而祝。"[1] 就是说，上古时期的巫医苗父在行医时，在地上铺草席，用草扎个狗形动物并饰以彩绘，面朝北"谢过求福"，以这样的方式来切断患病的根由。这个叫"移精变气""祝由"的过程，既"不劳针石"，也无须药物，更像是戏剧表演。

随着社会的发展，人类生存的内外环境都发生了新变化。人们认识世界的能力也在提高，"移精变气""祝由"治病的方式，人类必须向它告别，去寻找保护健康的新路径。在《黄帝内经》中，黄帝和他的臣子们也察觉到了，于是，黄帝又向岐伯问道："今世治病，毒药[2]治其内，针石治其外，或愈或不愈，何也？"岐伯回答说，古时候的人们，穴居野外，周围多有禽兽之类出没，人们凭借着活动来驱寒逐冷、住在阴凉的地方来躲暑避热，内心没有爱慕的累赘，身外没有忧患的侵扰，在这种恬淡的环境里，外邪是不易侵犯人体的。人们既不需要"毒药治其内"，也不需要"针石治其外"，而只要改变思想精神，切断疾病的根由就够了。现在已与那时不同了，人们心里常为各种忧虑所苦，形体还要为劳累所伤，加上违反四时的气序和寒热的变化，如果再

---

1 参见汉代刘向《说苑·辨物》。见明代程荣纂辑《汉魏丛书·说苑》，吉林大学出版社，据明万历新安程氏刊本影印，1992：455。

2 泛指各种治病的药物。因药物各具偏性，能治病又有毒性，故又称毒药。

遇上贼风虚邪不断袭来,对内里的五脏骨髓、外面的孔窍肌肉的侵犯,就会时有发生。得了小病,就会发展成重病,得了大病,就会导致死亡,只切断疾病的根由是不能把病治好的。

从珍惜生命出发,中医学对巫医"祝由"治病有了重新的认识和深刻的反思。针对内外大小环境的改变,中医学开始调整对待疾病的思考方向,借用中国哲学大智慧和丰富的思想成果,稳步向前迈进。

二、中国医学在春秋战国以后,模式发生转变,以《黄帝内经》的问世为标志。它郑重宣布"拘于鬼神者,不可与言至德"[1],表明这时的医学已与巫医相混时期的神灵主义决裂。同时,再辅以《神农本草经》《难经》为要籍,中国医学进入了以"自然哲学"为主要思想,以经验、实用为特色的"自然哲学"的医学模式时期,尤以主张顺苍天之气[2]、"和于阴阳,调于四时""游行天地之间,视听八达之外"的"天人合一"哲学观最为突出。顺应大宇宙的自然规律也就成了人体小宇宙的健康密码。

什么是《黄帝内经》?历代解释的人,包括名家,有很多。宋人郑樵最为简洁地概括说:"帝察五运六气,乃着岐伯之问,是为《内经》。"(《通志·三皇纪》)明代著名医家张介宾的解悟尤为"劲道",以为"内者性命之道,经者载道之书,故曰《内经》"。它传授的是高深的医理,内容古奥、广博、精微,上究

---

1 语见《黄帝内经·素问·五脏别论篇第十一》。至德:指医学理论。

2 顺苍天之气:参考《黄帝内经·素问·生气通天论篇第三》:"苍天之气,清净则志意治,顺之则阳气固,虽有贼邪,弗能害也。"

天文，下穷地理，中以深悉人事。……真是博大至极啊！给后世垂布不朽的仁慈和恩惠，开拓了百姓长寿的境域，它的功德，跟天地一样长存，与日月同辉。[1]

书籍都是有"灵魂"的，而《黄帝内经》的"灵魂"是中国古代的阴阳、五行的哲学思想。

真正哲学意义的、形而上的、抽象的阴阳概念源于多部先秦典籍的论述：

"一阴一阳之谓道。"（《周易·系辞上》）

"万物负阴而抱阳，冲气以为和。"（《道德经·四十二章》）

"阴阳和而万物得。"（《礼记·郊特牲》）

……

五行说最早见于《尚书·洪范》。商纣王的太师箕子提到鲧曾经用堵的办法治理洪水，结果搅乱了五行的正常运行而导致失败，由此提出了水、火、木、金、土的五行学说，又分别点明："水曰润下，火曰炎上，木曰曲直，金曰从革，土爱稼穑。润下作咸，炎上作苦，曲直作酸，从革作辛，稼穑作甘"，指出五行各有其性。到了金代，著名医家张从正（子和）在一篇医论里就曾举例提到五行说在医学诊疗里的具体运用。他说，凡有"邪积之人"，也就是有实症的病人，"议补者"都是像当年的"鲧湮

---

1 参考明代张介宾《类经·序》："其文义高古渊微，上极天文，下穷地纪，中悉人事。大而阴阳变化，小而草木昆虫，音律象数之肇端，藏府经络之曲折，靡不缕指而胪列焉。大哉至哉！垂不朽之仁慈，开生民之寿域。其为德也，与天地同，与日月并……"据 1965 年人民卫生出版社影印本。

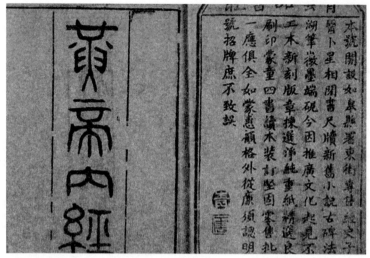

《黄帝内经》书影

洪水"一样不懂五行之道、一味地用堵的办法去治水的那一类人
（见《儒门事亲·卷二》）。

在《黄帝内经》里，古代先哲、医学家们把富于哲理的阴阳、
五行思想运用到对生命现象的认知上。

其一是关于阴阳与人的生存关系的论述。《黄帝内经》认为
"天地合气，命之曰人"，且"人生有形，不离阴阳"（《黄帝内
经·素问·宝命全形论篇第二十五》），而"阴阳者，天地之道也，
万物之纲纪，变化之父母，生杀之本始，神明之府也"（《黄帝内
经·素问·阴阳应象大论篇第五》）。总之，人就是阴阳的合体，
阴阳无处不在，无处不有，相互依存。若人的体表是阳，体内就
是阴；在体表，背部是阳，腹部是阴；在体内，胆、胃、大肠、
小肠、三焦、膀胱六腑是阳，而肝、心、肺、肾、脾五脏属阴。

即便是同一脏器，也有阴阳之分，比如肾便分为肾阴和肾阳。总之，哲学中的阴阳不是指宇宙中的自然物，而是指物的属性。中医学认为：阴主静，代表人体的物质基础；阳主动，反映着人体的运动功能。在《黄帝内经》的各个章节中，阴阳的思想都有突显或隐现。

其二是关于阴阳学说的医用价值关系的论述。在病因上，《黄帝内经》认为："逆之则灾害生，从之则苛疾不起"（《黄帝内经·素问·四气调神大论篇第二》），只要"阴平阳秘，精神乃治"（《黄帝内经·素问·生气通天论篇第三》），身体就会健康。在诊断上，就是要法天则地，因为"阴胜则阳病，阳胜则阴病。阳盛则热，阴盛则寒。重寒则热，重热则寒"（《黄帝内经·素问·阴阳应象大论篇第五》）。在治疗上要"先别阴阳"，"阳病治阴，阴病治阳"，同时还要"治病必求于本"（《黄帝内经·素问·阴阳应象大论篇第五》）。什么是本？"自古通天者生之本，本于阴阳"（《黄帝内经·素问·生气通天论篇第三》）。总之，中医学从人生病的原因到治疗的过程，处处都体现着阴阳的辩证思维。

《黄帝内经》还依据五行的性质和特点，把它们和五脏一一对应，形成相生相克的关系，具体是："东方生风，风生木，木生酸，……在藏为肝"，"南方生热，热生火，火生苦，……在藏为心"，"中央生湿，湿生土，土生甘，……在藏为脾"，"西方生燥，燥生金，金生辛，……在藏为肺"，"北方生寒，寒生水，水生咸，……在藏为肾"（《黄帝内经·素问·五运行大论篇第六十七》）。对应的结果是"天有四时五行……人有五藏，化五气"，在阴阳此消彼长的变化下，强弱不断转换，生命持续运行，形成了中医学的病因、病机学说及治疗原则。

据文献记载，在生物医学模式出现之前，一些有关的心理、社会因素就较早地嵌入了中医学的医学模式之中。尽管在很长一段时间里，中医学不是纯粹或典型的生物医学，它的医学模式与世界其他医学模式发展相比较，既同步，又有自己的特点。在"天不变，道亦不变"的社会文化大环境里，它的医学模式特色明显。

有专家考证认为，《黄帝内经》"基本上是成书于战国时代，只是个别的篇卷掺入了汉代的东西"。[1] 东汉时期，有师徒传承的三位名医活跃于医坛，那就是以针灸见长、名噪一时的涪翁、程高和郭玉。"大隐隐于朝，小隐隐于野"[2]，在古代文人避世隐居的活法中，涪翁和程高也都以医术高明避世隐迹（居），只有郭玉医术更加全面，治病多有效验，汉和帝时做了太医丞，掌管宫中的医药事务。

据范晔《后汉书》记载，郭玉在诊病治疗时，有仁爱之心，且丝毫没有矜持、傲慢的态度。无论患者是什么出身和地位，是贫穷的还是富有的，是高贵的还是低贱的，他都能做到一视同仁，尽力救治。在等级森严的封建社会里，郭玉有那样的医术和地位，还能如此看重患者的生命和健康，是非常难能可贵的。因

1　任应秋、刘长林编《〈内经〉研究论丛》，湖北人民出版社，1982：19。见其中《〈黄帝内经〉研究十讲·二〈内经〉成书的时代》。

2　古代文人避世隐迹的说法版本较多，有"大隐隐于朝（市、世），小隐隐于野（山林、医）"之说，医者隐迹尤多。"不为良相，当为良医"者，有淳于意、华佗、皇甫谧、陶弘景等，他们选择做良医是实践"仁"道的另一种活法。唐代白居易《中隐》诗云："人生处一世，其道难两全。贱即苦冻馁，贵则多忧患。唯此中隐士，致身吉且安。"

此，郭玉赢得众人的景仰、口碑极佳那是自然的。

在长期的医疗实践中，郭玉发现了一个奇怪的医疗现象，那就是"医疗贵人，时或不愈"，而一旦"贵人"改穿破旧的衣服、变换居处，就会疗效极佳。难道疗效要和患者的贫富自然"挂钩"吗？起初，郭玉自己也是百思而不得其解。庆幸的是，他深谙医患双方的心理活动，认为在患者就医之时，医患之间由于地位的差异会有一个心理互动的过程。地位显贵的患者多任性而怀疑医生的医术能力和水平，而他们自己平日养尊处优，好逸恶劳，不守禁忌，更不注意养生，筋骨往往不够强健。医生不易用药，给显贵治病就会很困难。如果用针灸治疗，还要考虑用针时辰的禁忌，再加上怀有畏惧之心，处处谨小慎微，注意力很难集中在如何治疗上。若不能尽专注治疗的本意，医术怎能尽情发挥？更可怕的是，有些显贵居高临下，指手画脚，而医生却诚惶诚恐，往往会违背治疗的初衷。要知道，用针之妙全在全神贯注，"手如握虎"，方能得心应手、妙手回春。

这些都是郭玉从医疗实践得出的真实感悟。他想，医生在治疗过程中面对的绝不只是患者而已，还必须把患者的社会地位等因素纳入进来综合考虑。这样才能使治疗方案更加周全和有针对性，最终疗效才会更加明显。于是，郭玉对汉和帝说："医之为言意也"[1]，认为医治就是要综合各种情况悉心地思考。那是因为，

---

[1] 《黄帝内经·素问·标本病传论篇第六十五》："谨察间甚，以意调之。"可供参考。间甚："'间'谓病轻，'甚'谓病重。"参见郭霭春《黄帝内经素问校注语译》，天津科技出版社，1981：360。

人的肌体非常精细，治疗时精神必须专一，用针需随人体气血运行的规律巧妙进行。显而易见，"医者，意也"，医学已经不再被视为单纯的医术，而是包含着医患之间复杂的心理活动、社会因素等，透露出医生为患者负责任的人文情怀。后世医家从这句话中各悟其妙，丰富了医学的内涵，促进了医学模式的进步。

世嬗岁迁，日历翻到了唐代，聚儒、道、释为一体的大医孙思邈横空出世。他的名篇"大医精诚"堪比西方医学之父希波克拉底的誓言，是中国升级版的《医师誓言》。他认为，"人命至重，有贵千金，一方济之，德逾于此"（《备急千金要方·序》）。意思是人的生命最贵重，超过了千金，一个药方，治愈疾病，最高的品德莫过于此。

为此，孙思邈提出，面对患者时医生要"无欲无求"，首先产生的是慈悲、怜悯之心，并下决心、尽全力加以施救。面对患者，医生莫问"贵贱贫富"，莫关注患者是年长，还是幼小；是俊男靓女，还是丑陋不堪；是仇人，还是亲人；是一般的朋友，还是过从甚密的挚友，以及无论"华夷愚智"，都要一视同仁，无区别地对待。要克服各种困难，不避山路的崎岖；不论白天夜晚，不论天寒暑热；饥饿、口渴、疲惫都不是躲避的借口。合格医生的心态和风度，永远是安定与自省，气度恢宏，端庄不苟；不卑不亢，认真专一。尤其是出诊到了患者的家，既不能左顾右盼，也不能状似有所欢娱；既不能吃请、喝酒，也不能自鸣得意，摆出舍我其谁的模样；既不能大声喧哗，也不能说三道四、品评别人；既不能诋毁其他医生，也不能夸耀自己高明。……这里既有行医的规范，也有行医的道德要求，全面而具体。从这份升级版的《医师誓言》可知，孙思邈的行医理念就是将心比心、换位思考，将自己置身于患者的处境来处理医患之间的各种关系。其中包含的多是从现实生活中提炼的心理问题、社会风尚及医家修养等。医生的举手投足都与医学本质相关联，与对患者的关怀相关联。何谓"大医"？医德高尚、医术精湛之谓也。首提"大医"这个概念的就是本身属于"大医"之列的孙思邈。孙思邈认为，"大医"与庄子所列的"至人"(《逍遥游》)、《素问》所指的"中古之时""淳德全道"的"至人"[1]无异。孙思邈能够达到"全其至道"、德业俱佳的水准，是他完全吸收了儒、道、释思想精华的结果，是"青衿之岁，高尚兹典；白首之年，未尝释卷"的结果。于"儒"他有仁爱，但作救苦之心；于"道"，他行阳德，无一念芥蒂之心；于"释"，他忧恤，先发大慈恻隐之心。一千多年后，他仍是我们学习做人做事的楷模。

受传统文化的影响，中医学的目的是"期于济世"，故"能治则治之，不必存贪得之心"[2]，而不能"恃己所长，专心经略财物"，这已成为历代医家不可逾越的一条红线。自古以来，从传承中医学的仁心仁术到医疗过程中每一个细节的安排，不把行医作为谋利的手段已经成为医家的一条铁律。当今行业内外都知晓中医又可以用"杏林"一词称呼。考察"杏林"一词的来历就知道，它是高尚医德、行医不贪的精神象征。根据晋代葛洪《神仙

1　参见《黄帝内经·素问·上古天真论篇第一》："中古之时，有至人者，淳德全道，和于阴阳，调于四时。"王冰注："全其至道，故曰至人。然至人以此淳朴之德，全彼妙用之道。"

2　语见清代赵学敏《串雅内编·绪论》："医本期于济世，能治则治之，不必存贪得之心。"

传·卷十》记载，这个典故一直可追溯到三国时期。那时吴国有位名医叫董奉，他擅长治疗各种疑难杂症。有一次，他在交州行医，当地一位官员患了重病，众医束手无策时找到了董奉。董奉只给病人吃了三枚药丸，病人就苏醒过来了，再经进一步治疗，病人便渐渐康复了。于是，董奉的医名便很快在民间传开，向他求医诊病的人也就多了起来。这时，董奉就对前来求医的患者提出，如被治愈，可免收诊费，但要在他家周围种上一棵杏树，病情较重的，需种五棵。几年后，董奉家周围就长满了杏树，蔚然成林。

"杏林好春无数，橘泉甘乐有余。"[1] 待到杏子成熟，树上挂满金黄色的果实时，董奉又提出了一个奇怪的要求：凡是来买杏的人，不用交钱，只需带相同重量的谷子来交换即可。许多人听后，都觉得很奇怪，就问道："您家人口不多，怎么要这么多谷子呢？是否用它来做药？"董奉听后，并未回答，而是在杏林边建了一个大仓库，把换来的谷子储存起来。不久，谷仓里就堆满了谷子。这时，董奉向大家宣布：这些谷子都是用来帮助生活有困难的人，谁没有饭吃，可以免费取用。众人这才明白董奉助贫、济世的良苦用心，纷纷称赞他的善心和仁德。

后来，人们一看到杏林，就想起了当年董奉高超的医术和行医济世的精神，为了纪念他，也为了让"杏林"文化成为这个行业的公序良俗，便把中医别称为"杏林"。

---

1 见元代汤舜民《[南吕]一枝花春思》。

这种优良的从医行风在中医学两千余年的传承中不仅没有中断，而且还有所发扬和拓展，仁爱之心和从医不谋求私利在医疗细微处得到体现。明末医家孙志宏就曾作《简明医彀》告诫说："治病分寒热虚实，不可混。须细玩方论，如有疑惑，先配小剂少服，相安渐加进之，病愈即止，勿多服。若攻利药，尤不宜过。"医嘱细节，关心备至。

深入关注医学中社会、心理、人文因素的首推明末清初著名民间医者李中梓（字士材，1588—1655）。他对《黄帝内经》中不要违背人情（"不失人情"）的关键警句领悟独到，再结合长期医疗实践的体会，在"消化"原意的基础上，总结出医疗过程中三方面当事者复杂多样的情状，分别归纳为"病人之情""旁人之情""医人之情"。李中梓还描述了这三种情状的主人在就医过程中的互动及不同素养、文化、经历、年龄的人产生的各种复杂心理活动、诉求等，可谓揭弊无余，刻画入木三分。

李中梓不仅是医学家，还是社会学家、民俗学家、心理学家。总之，做好医生，必须懂得人文科学。在他看来，了解这三类人的情状并在医事中处理好，是一件非常困难的事情。这种种"之情"，若都从己出发，各发议论，水平自然参差不齐；若遇大疫，再加上信息不畅或信息源不对等，谣言满天飞的结果也就可想而知了。

度过"现代的拂晓时辰"的宋代，中医学在经历了洗礼后，进入了硕果累累的发展期。在巩固和消化以往的成果中，中医学准备以更完备的姿态再度出场，同社会一道继续前行。然而，进入"中国与西洋文化由接触到突变的时期"之后，它的自然发展好像突然被人按下了"暂停键"。所幸在"中学为体，西学为用"

的大环境下，中医学进入了转型期，温病学派和中西汇通医学派的产生，让我们又看到了包括中医学和各民族医学在内的"现代医学"的曙光。

2020 年 2 月 5 日初稿

2020 年 7 月 25 日修改

参考文献：

[1] 范晔 . 后汉书 [M]. 北京：中华书局，1965.

[2] 李中梓 . 医宗必读 [M]. 1637（崇祯十年）.

[3] 孙思邈 . 备急千金要方 [M]. 影印宋刻本 . 北京：人民卫生出版社，1955.

[解读关键词]

「 **杏林芳菲** 」　　┃　　岐黄之术：古老的健康智慧

中医学又被称为"岐黄之术"。起初这个名称专指《黄帝内经》，而《黄帝内经》又是中医学理论的渊薮，因此"岐黄之术"成为中医学的代名词。有学者认为[1]，《黄帝内经》是通过收录轩辕黄帝与他的六位臣子岐伯、鬼臾区、伯高、少师、少俞、雷公等人的问答之语来阐发至理的，故又称为"岐黄之术"。《黄帝内经》不是一人一时完成的，而是成书于战国至东汉一段时间。《黄帝内经》又是中国古代科学、文化集大成的一部伟大著作，其中包含着天文学、生物学、人类学、心理学、逻辑学、哲学等知识和研究成果，真可谓"上极天文，下穷地纪，中悉人事。大而阴阳变化，小而草木昆虫，音律象数之肇端，藏府经络之曲折，靡不缕指而胪列焉"[2]。这说明中医学理论是蕴涵中国古代自然科学、人文科学成果的综合性理论，其核心岐黄医学文化已是中国传统文化的重要组成部分。

"内者，性命之道。"（明代张介宾《类经》）"经者，常也，法也，径也，由也。"（唐代陆德明《经典释文》）因此，把《黄帝内经》归

1　参见任应秋、刘长林编《〈内经〉研究论丛》，湖北人民出版社，1982年。

2　参见明代张介宾《类经·序》，据1956年人民卫生出版社影印本。"《内经》者，三坟之一。……大哉至哉！垂不朽之仁慈。"坟典：即伏羲、神农、黄帝之书，谓之"三坟"，言大道也。少昊、颛顼、高辛、唐尧、虞舜之书，谓之"五典"，言常道也。语出《左传·昭公十二年》。

入"坟典"之列足以给后世垂布不朽的仁慈恩惠，造福桑梓。

《黄帝内经》问世后，"共掖其高深"者，代未绝断。当代著名医史文献专家郭霭春教授的《黄帝内经素问校注语译》"具悉本源"，因"三坟之经，俗久沦坠，人少披习，字多传写误"（唐代王冰《重广补注黄帝内经·素问·经脉别论》），特以校勘为特色，全面阐明经旨，成为大学经典特色教材之一，也是当今《黄帝内经》研究的代表性版本。

2020 年 3 月 17 日

第二篇 | "平衡医学"话平衡
——中庸治身的医学移植

文脉提示

"过则为灾""过则为害"的两个历史样本；清代医家以"阴平阳秘"为标准对金元"四大家"学说的检讨；"中庸"丰富的思想内涵；太极创生论里的阴阳与五行；"象"思维里的"易"象与"诗"象之别；"五运六气"与"病机十九条"；"和"的理念；"平衡医学"。

中也者，天下之大本也。

和也者，天下之达道也。

——《中庸·第一章》

世人学习、观察、体验后认为中医学是"中庸医学""平衡医学"。无论是从病因、病机上看，还是从治疗、养生来说，中医学处处体现着"致中和"的平衡理念。在中医学理论界，尤其是《黄帝内经》问世前后，医家就已发出"过则为灾""过则为害"的告诚，并把这一思想从治理国家拓展到疾病治疗的全过程之中。

春秋时期，晋平公因患有身心之疾而向秦国求助，秦景公选派名叫"医和"的名医前往诊治。医和经过望闻问切之后说，疾病既不是鬼神作怪，也不是饮食造成的，而是过度亲近女子患了有如蛊惑一样的病，由于惑乱而丧失了意志，病不能治了，即使天命也不能庇佑。晋平公不解地问道，难道女子就不能亲近吗？医和回答道：可以，但要有节制，就像先王的音乐，是用来节制百事的，音调达到和谐，一曲终了，就要停止演奏。如再弹奏便会出现繁乱的手法和靡靡之音，会使听音乐的人耳朵里充斥着淫声，从而心智惑乱，忘记平正和谐，因此君子是不去听的。百事如乐，是不可失节的，一旦适度，就应罢休，疾病也就失去了产生的条件。君子接近女色，是要靠礼仪来节制的，使心神惑乱就说明过度了，过则为灾。又如，大自然有六种气象，即阴、阳、风、雨、晦、明，过度了就会造成疾病：阴过度生寒疾，阳过度生热疾，风过度会造成四肢的疾患，雨湿过度成腹疾，夜晚活动过度成惑乱的疾患，白天操劳多、思虑过度生心疾。总之，这些都是六气太过的危害。同样，过度放纵自己也会导致疾患。

无独有偶，唐代"诗豪"刘禹锡虽不是医生，但也曾记下一个故事来警示我们：在治病、服药中应避免因"过则为害"而导致疾病的反复。

他说，过去有位姓刘的先生，赋闲在家而生病，因较少活动而气血不畅，饮食无味而讷呆，身体还常伴有灼热感。于是有朋友就把一位高明的大夫介绍给刘先生。大夫诊断后认为，刘先生的这些症状都是由于起居失常、衣食调适不当而引起。大夫拿出药丸给了刘先生，嘱咐说服药后，就会很快消除郁结、恢复正气，但药有毒性，病愈后应即刻停服，否则就会伤害到身体的阴阳平衡（过当则伤和）。如同医生的预后一样，刘先生服了药，症状很快消失了，健康恢复正常。这时有位向刘先生祝贺康复的人，顺带怂恿道："您获得这么好的药，真是千载难逢呀，何不继续服用，以巩固治疗的效果呢？"刘先生不辨是非，误把骗子当成了专家，再加上贪求已有的疗效，怀疑大夫的一片诚心，就又服用了五天的药物。结果，药的毒性果然发作，让他苦不堪言。这时刘先生猛然想起当初的医嘱，便重新向那位大夫求治。大夫听了事情原委后，斥责道："我就料到你会这样做。"急忙调配解毒的药物让他服用。刘先生也从教训中领悟到"和以安神"的深刻含义。

正如朱熹所言，"为学须觉今是而昨非，日改月化，便是长进"（《朱子语类》）。清人在检讨金元"四大家"的学说时就以《黄帝内经》所言的"阳平阳秘"为标准予以评判，认为"河间学派"刘完素谈的暑与火和"经方派"张仲景论述的风寒之邪，以及"滋阴学派"朱震亨论述的阴不足与"补脾胃学派"李杲论述的阳不足都是相对而言的，都是弥补前人所不完备的地方，不存在偏颇。后人提出，刘完素、朱震亨偏好寒凉的药物，是用来矫正温补之过的。如果立论超过了适当的程度，就会打开浓烈的温补大门。故古人主张"藏心于渊，美厥灵根"。[1]

其实，医家这些病因分析、疾病治疗的思路，都源于中国古

---

1 语见西汉扬雄《太玄经》。原指涵养心性，使道德完美。清代名医罗美在《古今名医方论》（清宣统三年（1911年）宁波汲绠斋石印本）第四卷借用此语寓指温阳于滋阴之中，以壮其命门之火。灵根：本指植物根苗，此喻生化之源（命门之火）。

老的哲学智慧，那就是"中庸"。孔子说："中庸之为德也，其至矣乎！民鲜久矣。"（《论语·雍也》）可以看出，中庸是儒家思想的哲学核心、道德准则、思想方法。

何谓"中庸"？"中"就是无过与不及，不偏不倚，天下之正道；"庸"者，用也[1]，天下之定理。中庸就是"允执其中"，上古尧禅让于舜、舜禅让于禹三代传承的治理国家的理念[2]便是最早的中庸。舜是有大智慧的圣人，善于咨询并聆听别人的言论，抑制邪恶，弘扬善行，对极端的言论，折中取之然后用之于民。这就是孔子对舜的了解[3]。可见，舜是严格执行"中庸"理念的早期圣人。后来孔子也重视、践行、传承这一理念，是有详细文字记载传承上古"中庸"思想的古代先哲。一次，孔子的学生子贡问道："子张和子夏相比，谁更强一些呢？"孔子回答说："子张呢，（做事）有些过分；子夏呢，有些赶不上。"子贡说："老师的意思是说子张更强一些吗？"孔子回答说："过分和赶不上同样不好。"[4]由此可见，孔子为人处世的标准是中正适度、恰到好处。

1　"庸"和"用"音同义通。

2　语见杨伯峻《论语译注·尧曰篇第二十》："尧曰：'咨！尔舜！天之历数在尔躬，允执其中。四海困穷，天禄永终。'舜亦以命禹。"中华书局，1980年第二版，第207页。

3　语见宋代朱熹《四书集注·中庸·第六章》：孔子说："舜其大知也与！舜好问而好察迩言，隐恶而扬善，执其两端，用其中于民，其斯以为舜乎！"上海共和书局本，1910年，第4页。

4　语见杨伯峻《论语译注·先进篇第十一）》："子贡问：'师与商也孰贤？'子曰：'师也过，商也不及。'曰：'然则师愈与？'子曰：'过犹不及。'"师：子张；商：子夏。中华书局，1980年第二版，第114页。

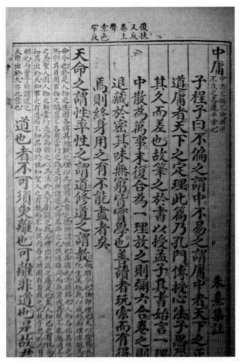

朱熹注释的"中庸"

　　一般来说，"中庸"有三个层次的含义：其一，"中庸"是儒家处世的态度，主张在生活的各个方面均应秉持持中、无过、无不及的标准。"致中和，天地位焉，万物育焉。"(《中庸·第一章》) 其二，"中庸"是道德标准。把"中庸"与人性和道德联系起来的是孔子的孙子子思，他认为："中也者，天下之大本也。和也者，天下之达道也。"(《中庸·第一章》) 这样，天地各在其位，万物各得其所，人类就会达到"天人合一"的境。何谓"达道"？子思认为是"知、仁、勇三者"，即好学、力行、知耻之谓也。而在"中庸"的道德标准里，"诚"应该是人道的最高法则。[1] 其三，"中庸"是做事、思维的方法。"中庸"作为一种实践性很强的行为方式，无处不在，无处不用其道。

"中庸"有多层含义，想要学懂它、践行它，特别是它形而上的深层含义，做到知行合一，需要长期的修炼。如此，才能把握"中庸"，把控防"偏"的利器。

从治世到中医"治身"，从社会学到医学，"中庸"为什么可以"移植"？又是如何"移植"的呢？这就得弄清中医学的人文基础，以及两类学问之间的相似点。

（一）传统文化中的太极创生论是宇宙和中医生命医学的起始点。宋代理学创始人周敦颐（1017—1073）是阐述古人太极哲理最为著名的思想家。他的太极理论晚于《黄帝内经》问世，而他的阐述是《黄帝内经》最好的注脚。关于太极，他认为"太极动而生阳，动极而静，静而生阴，静极复动。一动一静，互为其根；分阴分阳，两仪立焉。"关于五行，他认为："阳变阴合，而生水、火、木、金、土。五气顺布，四时行焉。五行，一阴阳也；阴阳，一太极也；太极，本无极也。五行之生也，各一其性。……二气交感，化生万物。万物生生，而变化无穷焉。惟人也，得其秀而最灵。形既生矣，神发知矣，五性感动，而善恶分，万事出矣。"

1　语见《中庸·第二十章》："诚者，天之道也，诚之者，人之道也。"

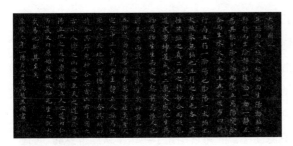

周敦颐《太极图说》

朱熹对周敦颐的《太极图说》及"万物生生"进行了哲学分析,解释说:阴阳是太极的本体,阴阳互为其根,五行的生克与阴阳的生克关系完全等同,人类的产生源于天地自然之气,阴阳的本质、本源的统一体是太极。[1]

(二)把哲学意义的太极创生论转化为生命的创生论离不开思维方式的运作,而中医学的基本思维方式正是宗自最古老的太极哲学《周易》。太极哲学始于《周易》,中医的基本思维象思维也源于《周易》。"是故《易》者,象也;象也者,像也。"[2]象,就是象征;象征,就是模象外物(以喻义),那么整个《周易》就是"取象比类""以象喻意""以象尽意"。"象"的本质是什么?"象"是一种思维方式,是把复杂事物简化、概括为一种符号和道理的过程。例如,汉字的出现就是这种思维方式在造字上的具体运用,

---

1　参见宋代朱熹《周濂溪集》卷一、卷四。

2　参见《周易·系辞下》,中华书局"十三经注疏"本。

因为最早的汉字就是取象于自然的；阴阳五行学说则是这种思维方式在中医学上的具体运用，因为"天有精，地有形，天有八纪，地有五里，故能为万物之父母"的"天人合一"学说就是人取譬于自然。[1]"天地合气，命之曰人"，所以说"天地为之父母"。中医学的思维模式借用了《周易》的思维模式并从属于它。相对而言，《周易》更具原创性，因为它是先于中医学认知世界的"普适"方法，不是专为中医学做准备的，而中医学的"象"思维，只是"借用"罢了。学习中医学的思维方式更需寻根溯源，唯有如此才能更深刻地领悟中医学的精华及其博大精深。

关于"象"思维，钱锺书先生提出："象"有"易"象与"诗"象之别，而混淆"易"象与"诗"象则是传统学术的痼疾之一。[2]二者最大的区别是："易"象与道容易分离，可"得意而忘象……然则忘象者乃得意者也，忘言者乃得象者也"[3]。如：二阴一阳谓之水（☵），这是自然"易"之象，讲的是自然之道。二阴一阳谓之肾（☵），这是医"易"之象，讲的是医道、医理，是把自然的阴阳概念抽象到人体的结果。"诗"象与道不可以分离，否则比喻义就不存在了。

（三）中医重视"五运六气"变化对人体的影响，因为它本来是在阴阳五行生克制化的基础上进一步研究和探讨大自然变化

1　道家认为天是大宇宙，人是小宇宙。最早阐述"天人合一"思想的是庄子。另见《黄帝内经·素问·六微旨大论篇第六十八》："上下之位，气交之中，人之居也。"是说天、地、人三者分布在不同领域罢了，天地气交之处，就是人类生活的地方。

2　见常森《二十世纪先秦散文研究反思》，北京大学出版社，2002：116—117。

3　见钱锺书《管锥编》引王弼读《周易略例·明象》篇。

规律的一门学问。"夫五运阴阳者，天地之道也，万物之纲纪，变化之父母，生杀之本始，神明之府也"（《黄帝内经·素问·天元纪大论篇第六十六》）。它与人的健康、安危真是关系太大了。尽管"五运六气"是天地的阴阳，但人体的阴阳与天地的阴阳相合，可用类推的方法求得[1]。这就是"天人合一"的医学思维。创作《黄帝内经》的先贤们深知此道之妙，专门撰写了七篇大论纳入其中。

懂得"有胜之气，必其来复"[2]的"后先胜复之用"理论，明白五运之气交相配合、太过和不及互相更替的六气胜复与疾病的关系等[3]，对于中医师来讲是至关紧要的。懂得了这些，诊断和治疗才有依据。从另一个角度说，这不也是中医学核心理论的人文基础吗？医者必探其渊微，方为入"道"，方能跻身"大医"之列。

（四）中庸之"和"与中医学之"和"像纽带一样把两个不同体系的学问联系在一起，可见"和"的理念是多么重要。中庸之"和"是"和而不同"[4]，是适度保持差异并吸纳不同保持的和

1　语见《黄帝内经·素问·五运行大论篇第六十七》："此天地之阴阳也。夫数之可数者，人中之阴阳也，然所合，数之可得者也。"意为：五运六气是天地的阴阳，数得清的是人体内的阴阳，但它与天地的阴阳相合，可用类推的方法求得。此亦指"天人合一"。

2　参见《黄帝内经·素问·至真要大论篇第七十四》。《黄帝内经·素问》中专门介绍"运气学说"的七篇大论包括《天元纪大论》《五运行大论》《六微旨大论》《气交变大论》《五常政大论》《六元正纪大论》《至真要大论》，合计约占《素问》总篇幅的三分之一。又，明代张介宾云："六气盛衰不常，有所胜则必有所复也。"见《类经·运气类》。

3　语出《黄帝内经·素问·至真要大论篇第七十四》："五气交合，盈虚更作。"

4　语见《论语·子路》："子曰：'君子和而不同；小人同而不和。'"

谐状态。在某种意义上说，"中庸之道"就是"中和之道"。从表层次看，中和就是用中；从深层次看，"和"是和谐有序的状态。因此，"致中和"才是中庸的终极目标，也只有"致中和"才能进入"天下之达道"的最高境界。把"中"推进到"和"再到"中和"的状态，天、地、人之间就会和谐、协调，"万物并育而不相害，道并行而不相悖。小德川流，大德敦化"[1]。而生命之道也在于"和"。"和本曰和"[2]，且要"和以所宜"[3]，即调以恰当的饮食，使主、客之气安泰，并适其寒温。人若能顺应四时的变化，大自然就会成为生命的源泉。为此，中医学之美在于"和"；在某种意义上理解，它是一种"和"的医学。

首先是要"和"以阴阳，这样做才符合"圣度"[4]。要做到"和"以阴阳，就要适应四时气候的递迁，避开世俗的纷杂，聚精会神，悠游于天地之间。形体不为事务所劳，思想不要负担过重，以无所爱憎为本务，以悠然自得为目的，这样岂能不度百岁？[5]

---

1 大意为：小德如江河，川流不息；大德敦厚，化育万物。语出《中庸·第三十章》。

2 曰和："和"应作"味"。杨上善说："和气之本，曰五味也。"参见郭霭春《黄帝内经素问校注语译·阴阳别论篇第七》注④，天津科技出版社，1981：52.

3 语见《黄帝内经·素问·至真要大论篇第七十四》："和以所宜，必安其主客，适其寒温……"

4 语见《黄帝内经·素问·生气通天论篇第三》："因而和之，是谓圣度。"圣度：圣人的法度（养生规矩）。

5 语见《黄帝内经·素问·上古天真论篇第一》："和于阴阳，调于四时，去世离俗，积精全神，游行天地之间，……外不劳形于事，内无思想之患，以恬愉为务，以自得为功，……亦可以百数。"恬愉：谓无所好憎。又《淮南子·精神训》："恬愉虚静，以终其命。"参见郭霭春《黄帝内经素问校注语译·上古天真论篇第一》注③，天津科技出版社，1981：6。

其次是要"和"于术数。何谓"术数"？术数就是以阴阳五行的生克制化为原理来推测自然、社会、人事的"吉凶"，而远古时期"数术者，皆明堂义和史卜之职也"[1]。这是广义的说法。狭义认为它是根据正确的养生保健法去调养身心，如心理平衡、生活规律、合理饮食、适度运动等，特别是指调养精神的方法，如导引、按蹻[2]等。这样，"和"于术数要求保持思想清静；无欲无求，让真气居藏在体内，达到精神内守而不耗散，"独立守神"。[3]这也是中医学以"和"为先的理念之一。

中医学是充满哲学智慧的医学，从中庸的角度说，它也是平衡医学。在中医学理论中，平衡的思想是核心，无处不在。第一是人与自然的平衡。中医学的根本原理是"法则天地"[4]，是基于自古以来认为人与自然界密切结合的理念，是对生命根本[5]的认知。也就是说，人的生、老、病、死都是大自然的规律。为此，善言天道的，一定要取验于人。大自然的历数一年十二个月，人的经脉也与之对应。地球绕太阳一周约为 365 天，人的气穴也

---

1 语出东汉班固《汉书·艺文志·术数略》。附唐代颜师古注文，中华书局点校本。

2 音 qiāo，按摩导引。

3 独立守神：既能吐纳调气，则精化气，气化神，神气都化，只有神存，故曰独立守神。参见郭霭春《黄帝内经素问校注语译·上古天真论篇第一》注③，天津科技出版社，1981：6。

4 参见《黄帝内经·素问·上古天真论篇第一》："法则天地，象似日月，辨列星辰……"参见郭霭春《黄帝内经素问校注语译》，天津科技出版社，第 7 页。

5 语见《黄帝内经·素问·生气通天论篇第三》："夫自古通天者生之本……"，参见郭霭春《黄帝内经素问校注语译》，天津科技出版社，1981 年，第 14 页。

与周天之度相对应[1]。故天之道即人之道。人只有顺应自然、保护自然、利用自然、敬畏自然、与自然和谐相处，才是明智之举，才符合共生共存的平衡之道。

第二是阴阳的平衡，大要是"阴密阳固"（《太素》语）。只有阴气平和、阳气密藏，精神才会旺盛；相反，如果阴阳离决而不相交，精气就随之枯竭。为此，古代的医圣告诉我们，学会"逆从阴阳"[2]之法十分重要。明白了中医学的"阴阳反作，病之逆从"的道理，就会更加重视"积阳为天，积阴为地。阴静阳躁，阳生阴长，阳杀阴藏"和"寒极生热，热极生寒"[3]的物极则反的阴阳运行规律。怎样才能使阴阳平衡呢？"以平为期，正者正治，反者反治。"何谓"正病"？何谓"反病"呢？唐代大医学家、对《黄帝内经·素问》的整理和注释做出巨大贡献的王冰说："阴病阳不病，阳病阴不病，是为正病，则正治之，谓以寒治热，以热治寒也。阴位已见阳脉，阳位又见阴脉，是为反病，则反治之，谓以寒治寒，以热治热也。"[4]这就叫"谨察阴阳所在而调之"。

1　参见宋代夏竦《新铸铜人腧穴针灸图经·序》。清代宣统元年（1909年）贵池刘氏玉海堂影刻金大定本。

2　逆从阴阳：逆，反也，从，顺也，阳主升，阴主死，阳主张，阴主消，阳主升，阴主降，升者其数顺，降者其数逆，然阳中有阴，阴中有阳，盛衰不可不辨也，故贤人逆从之。郭霭春《黄帝内经素问校注语译·上古天真论篇第一》注①引张介宾语。天津科技出版社，1981：7。

3　以上参见郭霭春《黄帝内经素问校注语译·阴阳应象大论篇第五》及注⑤治病必求于本：引喻昌语："万事万变皆本阴阳，而病机药性脉息论治尤切于此。或本于阴，或本于阳，知病所由生而直取之，乃为善治。"天津科技出版社，1981：21。

4　以上参见郭霭春《黄帝内经素问校注语译·至真要大论篇第七十四》及注④正者正治，反者反治。天津科技出版社，1981：454。

　　滋生万物的是宇宙之源的一元之气，其化生出的是阴阳，敷布开来就是五行，转换就是四时，万物由此而变化生成。

　　第三是身心的平衡。中医学认为，身心失衡会导致情志引发的功能性疾病并引发器质性病变，比如，怒伤肝、喜伤心、思伤脾、悲伤肺、恐伤肾，都是志意造成的疾病[1]，因而要十分重视精神活动与脏腑功能协调及气血运行通畅之间的关系。中医认为这全是心的功能的体现，故称心为"君主之官"，心是聪明智慧、精神活动的通道，生命的根本。相反，"神明之乱"也是十分可怕的，甚至会严重到不知收拾衣被，言语错乱，不分亲疏远近等神气紊乱的程度。[2]现如今，"抑郁症"一词多有人耳，它就是一种心理、精神上的疾患。据记载，远古时期的心理治疗用的是"移精变气"方法。何谓"移精变气"呢？就是从断绝疾病的根由出发，先改变病人的思想、精神。中医学理论确立后，就不这样做了，而是针药并用去治疗，但也只会有时治愈、有时不愈。那一时期，最大的医学成果是在病因学上的认知，认为身心疾病多与生活环境的改变密切相关，像心里的忧虑、形体劳累的加重，违反四时的气序和寒热的变化等外部环境[3]。因此，调适好人与外

1　参见郭霭春《黄帝内经素问校注语译·五藏别论篇第十一》注⑦"观其志意"引
　　吴昆语。天津科技出版社，1981：73。

2　语见《黄帝内经·素问·脉要精微论第十七》："衣被不敛，言语善恶，不避亲疏者，
　　此神明之乱也。"

3　参见《黄帝内经·素问·移精变气论篇第十三》："黄帝问曰：余闻古之治病，惟
　　其移精变气，……今世治病，毒药治其内，针石治其外，或愈或不愈，何也？岐
　　伯对曰：……当今之世不然，忧患缘其内，苦形伤其外，又失四时之从，逆寒暑之
　　宜……"

部环境的平衡、自身的身心平衡，才会保障良好的精神状态。

"得神者昌，失神者亡。"由此可见，身心平衡、葆精毓神是多么重要。

第四是营养摄入的平衡。什么才是营养的正确摄入呢？那就是择食的多样性和均衡。现代有观点认为，每周以食用25种左右的食物为宜，也就是什么都要吃、什么都不要多吃，否则就会出现"神、气、血、形、志"的不足或有余，直接造成免疫力的下降。这是因为人体的需求是多样的，"心欲苦、肺欲辛、肝欲酸、脾欲甘、肾欲咸"[1]，以杂为宜。而且五味各有功效，"辛散、酸收、甘缓、苦坚、咸软"。于是，古人便用五谷（粳米、小豆、麦、大豆、黄黍）作为营养品，用五果（枣、李、栗、杏、桃）作为辅助品，用五畜（牛、犬、猪、羊、鸡）作为补益品，用五菜（葵、韭、藿、薤、葱）作为充养品，完全能够满足人"补精益气"的需求，"或散或收，或缓或急，或坚或软，足矣"（王冰《重广补注黄帝内经·素问·藏气法时论》）。因此，笔者不建议平时服食补品，以免造成体内营养物质新的不平衡，须知"若人无病，粱肉而已"，"以谷肉果菜养口体"就可以了，人若有病，当需药攻，且也是不得已而为之。正如俗语所说，药补不如食补。

在食补的过程中，也要切记不可偏、不可过。就是天天食用鲍鱼、龙虾，疾病也会很快找上门来，因为"多食咸，则脉凝泣

---

1 参见《黄帝内经·素问·五藏生成论篇第十》。欲：喜欢。

而变色；多食苦，则皮槁而毛拔；多食辛，则筋急而爪枯；多食酸，则肉胝腸而唇揭；多食甘，则骨痛而发落"。[1]"故酸多伤脾，苦多伤肺，辛多伤肝，咸多则伤心，甘多则伤肾。"[2]只有五味平衡了，五脏才能安宁。

第五是养生的平衡。一提起养生，一般人首先想到的就是要改善生活，尤其是饮食方面，多补充些营养价值高的食物。其次是加强体育锻炼，让生活有规律一些。其实这只是一种标签化的理解，尽管这些也是需要的，但并不是养生的平衡。中医学意义上的养生平衡主要是指养形与养神的平衡，以形神兼备、全面养生为佳。中医倡导的是那种"令正气不衰，形神相卫"[3]的全面养生，是"形与神俱"[4]的全面养生，是以上古、中古时期的"贤人""圣人"为榜样的全面养生。

随着社会生活节奏的加快、社会生活环境的变化，不良社会生活方式造成的疾病已经成为新的威胁人类健康的因素。古人告诫我们："久视伤血，久卧伤气，久坐伤肉，久立伤骨，久行伤筋。"[5]无论做什么，都要有度。提倡健康的生活方式，做好养生，首先要节欲，即控制各种不良之欲。对于食欲、运动欲、交际欲、出行欲、生理欲等正常之欲，也要做到"适欲"，调节好健

---

1 《北堂书钞》卷一百四十三《酒食部》引"泣"作"血"，当是。胝：音 zhī；腸：音 zhù。

2 见晋代葛洪《抱朴子内篇校释·极言》，1986 年，中华书局本，第 245 页。

3 同上书，第 244 页。

4 语见《黄帝内经·素问·上古天真论篇第一》："故能形与神俱，而尽终其天年……"

5 参见《黄帝内经·素问·宣明五气篇第二十三》。

康"欲"内的平衡。这是古人告诉我们的智慧。[1]

《黄帝内经·素问·六节藏象论篇第九》云:"未至而至,此谓太过",这叫"气淫";"至而不至,此谓不及",这叫"气迫",二者都会伤害我们的肌体。

两千二百多年前(前219年),秦始皇曾派人去寻找吃了长生不老的仙草,结果,梦幻破灭,派去的人(徐福等)也如黄鹤一去,据知去了"平原广泽,止王不来"。秦始皇最后还是一命呜呼,四十九岁时因疾病死于第五次巡游途中。他哪里知道,打开健康、长寿大门的钥匙,其实就在他自己手上。

2020 年 4 月 12 日重作

参考文献

[1] 何梦瑶. 医碥 [M]. 北京:人民卫生出版社,1994.

[2] 孔颖达. 周易正义:上 [M]. 十三经注疏本. 北京:中华书局,1980.

[3] 刘禹锡. 刘宾客文集 [M]. 上海:商务印书馆,1937.

[4] 余金城. 运气学说 [M]. 台北:华联出版社,1986.

[5] 周敦颐. 太极图说 [M]. 二版. 台北:中国孔学会,1976.

---

1 "使生不顺者,欲也。故圣人必先适欲。""所谓全生者,六欲皆得其宜也。""圣人修节以止欲,故不过行其情也。"见陈奇猷校释《吕氏春秋校释》,学林出版社,1984 年,第 33、74、84 页。

解读关键词

「杏林芳菲」 | 五运六气：天地的阴阳

中医学的基础理论支柱就是"天人合一"的思想，医家自古以来就十分重视气象运动的规律及其对人体健康的影响，认为两者密切相关："天覆地载，万物悉备，莫贵于人，人以天地之气生，四时之法成"（《黄帝内经·宝命全形论篇第二十五》）。掌握了天文学知识，在古代就被视为掌握了中医学的基本功之一，因为它是中医学里"五运六气"学说的基础。

"运气学说"是一个庞大的知识系统，包括历法、天文、气候学等领域，范畴广阔。甚至有专家认为"运气学说即古代的医学气象学"[1]。这样高深的专业知识是否太难为古人呢？其实，那时"三代以上，人人皆知天文。'七月流火'，农夫之辞也。'三星在户'，妇人之语也。'月离于毕'，戍卒之作也。'龙尾伏辰'，儿童之谣也。后世文人学士有问之而茫然不知者矣。若历法，则古人不及近代之密。"[2]世易时移，古今的情况完全不同了。

何谓"五运六气"呢？五运是探讨一年五个季节（含长夏[3]）气象变化运行规律的，就是用五行来说明一年五个季节的气象基本性

---

1 参见余金城编著《运气学说》，台北：华联出版社，1986：13。

2 参见清代顾炎武《日知录集释》卷三十，黄汝成集释，长沙：岳麓书社，1994：1049。

3 长夏：是指农历六月的夏秋之交。长：cháng。

质，故有春温、夏热、长夏湿、秋燥、冬寒之说。它的重要性还在于五运阴阳是天地间的规律，是一切事物的纲领，是千变万化的起源，是生长、毁灭的根本，是精神活动的大本营。难道可以不通晓它吗？[1] 六气则是从不同地域气候区划特点出发来研究各种气候规律的，可分为风、热、湿、火、燥、寒，"非其位则邪，当其位则正"[2]。即若六气非其时而至，就是致病的邪气了；如果时至而气至，就是大自然中正常的六气。在运气学说里，六气配合十二地支（子、丑、寅、卯、辰、巳、午、未、申、酉、戌、亥）来推衍各时辰的宜忌。这样五运六气就形成了对一纵一横的气象规律的认识。总之，五运六气是天地的阴阳，不可太过，也不可不及。

运气学说与中医的病因学、辨证论治关系极大，只有懂得它的变化、生克的道理，才能掌握防病、治病的主动权，做到有的放矢。

2020 年 7 月 13 日

1　参见《黄帝内经・素问・天元纪大论篇第六十六》："夫五运阴阳者，天地之道也，万物之纲纪，变化之父母，生杀之本始，神明之府也，可不通乎！"见郭霭春编著《黄帝内经素问校注语译》，天津科技出版社，1981：364。

2　语见郭霭春编著《黄帝内经素问校注语译・五运行大论篇第六十七》，天津科技出版社，1981：375。

第三篇 | 与巫决裂的第一吼
——扁鹊的另一种神奇

文脉提示

巫是人类的"童年";巫术治病上古时期普遍存在;中华巫医文化大全的《扁鹊传》;发出与巫决裂第一吼的脉学传承者扁鹊;《山海经》与《金枝》里的巫史;"医源于圣"的史辨;非医者龚鼎臣"救生灵"的倡医担当。

愚哲皆根性,巫医各有传。

参禅才一宿,学幻费三年。

——南宋·刘克庄《杂记五言十首》

说到春秋时期的扁鹊,几乎无人不晓,他早已成了中国人心目中的神医、中医学的符号之一。但大家知晓的往往是他在《扁鹊见蔡桓公》中展现的神乎其技的医术,以及"至今天下言脉者,由扁鹊也"的丰硕遗产。其实,他还是与巫术决裂、告别巫医相混的时代、让中医学走上文化传统更深厚的新医学道路的领跑者。"信巫不信医"为"六不治"之一就是这位领跑者与巫决裂的誓言，它标志着巫医时代的终结。

巫医之前是巫的历史。从造字法的角度看，"巫"被认为是能够沟通天、地、鬼、神的人，在男曰觋，在女曰巫。巫术也曾有过需求旺盛的时期，尤其是专属上层和贵族之时，巫可谓是"专家"层次的存在。

巫是人类的"童年"。巫的行为是早期人类无法破解世界许多奥妙时的行为。由于人类社会的文明觉悟有早有晚，发展又不同轨，进程各异，巫术至今在一些国家或人群中依然存在。但我们不会在享受现代科技和文明所带来的便利时嘲讽祖先的无知和愚昧，巫的历史毕竟是人类成长发展史上的一个过程。"巫术，在本质上是一种以对待人的方式来影响灵魂的做法。"[1]

有学者认为，中国巫风最烈的时代是殷商时期，那时人人可以为巫师，人人可以与鬼神沟通。当巫术成为生活中必不可少的程序，不知巫该忙成什么样子。以甲骨卜辞为例："商（代）人很相信这样的占卜方法，出征、渔猎、婚嫁、祭祀等各种事项都要占卜甲骨。"[2] 在《国语》一书中也有这样的记述："民神杂糅，不可方物，夫人作享（祀），家为巫史，无有要质。"[3] 一般认为，"民神杂糅"、人人为巫应该是巫早期阶段的特征。从一定程度上

1　参见弗洛伊德著，杨庸一译，《图腾与禁忌》，中国民间文艺出版社，1986: 4。

2　见朱渊清著《再现的文明：中国出土文献与传统学术》，华东师范大学出版社，2001年，第48页。

3　见《国语·楚语下》。不可方物：不可想象之意。方物："仿佛"的声转，引申为"想象"。另见《左传·成公十年》。

说，不了解"巫"的历史，就无法全面了解中国历史。

中国有一出表现大义和复仇的戏剧，叫《赵氏孤儿》。说的是春秋战国时期的晋国，奸臣屠岸贾（gǔ）抄斩了赵氏满门，只剩赵朔之妻得以因公主身份回到宫中，生下遗腹子。赵氏的两位门客程婴和公孙杵臼，为保赵氏的血脉，舍子、舍命，进宫救出了赵氏孤儿。孤儿名赵武，长大成人后，联合戍边大将军魏绛，诛杀了屠岸贾，终报前仇。当政的晋景公梦见赵家的长辈赵盾变成了厉鬼，披散的长发拖到地面，捶胸跳跃说："你杀了我的子孙后代是不义的！我已请求了报仇，还得到了天帝的允许。"说着，便毁坏宫门冲了进来。景公畏惧，躲入内室，大厉鬼又破门而入，景公惊醒。次日白天便召来桑田这个地方的巫人解梦。可见，当时凡遇重大事件，巫的作用就会突显出来，巫师就会出现。

不知从何时开始，巫的作用有了扩展，又被赋予了医病的兼职，"以巫而替医，故曰巫医也"[1]，"乡立巫医，具百药以备疾灾"（《逸周书·大聚》）。比如，名叫巫咸[2]、巫彭[3]的都是著名的巫医。"巫主接神除邪，医主疗病。"也就是说，巫医既能沟通鬼神消灾，又能事兼数术除疾，比一般巫师更知晓"医"术和草药知识。

---

1 参见明代徐春甫《古今医统》："巫医，以巫而替医，故曰巫医也。"

2 参见《大平御览·方术部二·医》引《世本》说："巫咸，尧臣也。以鸿术为帝尧医。"

3 参见《吕氏春秋·审分览第五·勿躬》："巫彭作医。"又见清代段玉裁《说文解字注》："古者巫彭初作医。"

巫术治病主要是用求祷、禁咒术等方法，这几乎是世界各民族在上古时期普遍存在的一个阶段。巫术是多样的，更多地表现为"应用巫术"和"顺势巫术"（弗雷泽《金枝》）。

据记载，在巴比伦后期，医学是以魔术、符箓来治病的，是在巴比伦医神马杜克（Marduk）的庇护之下教授的，当时符号和吉凶的预言完全主导着那里的生活。

生活在埃及第三王朝时期的伊姆霍特普（Imhotep）是位精通医学的人，他名字的含义就是"带来平安的人"。埃及的古文献认为他是第一位治病神，有人曾给他写了传记，说他曾任宰相，做过建筑师、牧师，是一位智者、文人、占星家和魔术医生等。简言之，伊姆霍泰普是第一位半人的医神。

古希腊文化本是多神的文化，天神宙斯、智慧女神雅典娜、爱神阿佛洛狄忒、太阳神阿波罗等，分别主管一方，各司其职。同时，早期希腊文化中的医学和哲学也是密不可分的，它们之间的联系，要比其他民族医学和哲学的关系更加紧密。在古希腊神话中，半人半马的喀戎（Chiron）是希腊医学的创始人和大师，他的门生阿斯克勒庇俄斯（Asclepius）又是阿波罗的儿子和医学之神。古希腊文献称阿斯克勒庇俄斯为医生、治疗者和救助者，并经常用蛇来代表他，而蛇在古希腊文化中是神及神的治疗权威的象征。有时也用圆柱石、一只狗、一只山羊、一个放血杯器、一个药碗、一本书或一根杖来代表他。

公元前 2 世纪以前，和世界其他各国医学同步发展的中国医学正处于巫医相混的时期，那时"医"字就写作"毉"了。文字学家说："古者巫与醫，皆所以除疾，故醫字亦或从巫作毉。"（张舜徽《说文解字约注》）也就是说，"毉"这个字的写法由"医"

和"巫"构成。同时，除疾中逐渐试用酒剂和草药并积累了经验，"巫"术渐弱，"医"术增强，此消彼长。这也是符合医学发展规律的。

文献记载了上古时期一位叫苗父的巫医是如何为病患除疾的：他用草扎成小狗的形状，然后饰以文采，以此为道具，面朝北，以法术求祷，祛除病邪。患者无论是被搀扶着来的，还是被抬着来的，都会被治愈。[1]

让我们回到节选自司马迁《史记·扁鹊仓公列传》的《扁鹊传》。其实，在这位大史学家的笔下，这篇传记与其说是给扁鹊立传，不如说是一篇古代巫医的大汇总，是早期中国巫医史的重要文献。笔者以为，传记一共记载了上古时期五位巫医，称得上中国上古"巫"文化大全了。在这篇以扁鹊为主人公的传记中，主要记了三个医案：（1）给虢太子治病，（2）给赵简子治病，（3）给齐桓侯治病。这三个病例的活跃年代之间相差数百年，而名叫秦越人的扁鹊生活在公元前407至前311。显然，扁鹊不可能给他们三个人都治过病，那么文献记载的也就不是同一位扁鹊了。这一点学术界基本上是公认的。

按文章中出场的先后顺序排列，第一位出场的巫医应是传记里名为秦越人的那位扁鹊的老师长桑君，这是位显形的师祖辈的巫医，传记描述如下："长桑君亦知扁鹊非常人也。出入十余年，乃呼扁鹊私坐，闲与语曰：'我有禁方，年老，欲传与公，公毋

---

1 参见汉代刘向《说苑·辨物》："吾闻上古之为医者曰苗父，苗父之为医也，以菅为席，以刍为狗，北面而祝，发十言耳，诸扶而来者，举而来者，皆平复如故。"

泄。'扁鹊曰:'敬诺。'乃出其怀中药予扁鹊:'饮是以上池之水三十日,当知物矣。'乃悉取其禁方书尽与扁鹊。忽然不见,殆非人也。"[1] 对于长桑君的"忽然不见",就连司马迁也惊叹长桑君大概不是一般人吧!那是什么人?其潜台词就是:"巫医"。

第二位巫医当属和长桑君同时出场的人,即名为秦越人的扁鹊。他按照长桑君的嘱咐用树穴中水饮药三十日,就能透过矮墙看见另一面的人。这样的穿透力用来诊病,肉眼就能见到病人的五脏患病之处,诊脉只是走过场、摆摆样子罢了。有此神妙特异功能的医生,无论是从历史还是现实的角度来看,不是巫医,还能是什么呢?

第三位就是虢国那位喜欢方术的管理教育的"中庶子"。他不仅喜欢方术,而且还是巫医的大牌"粉丝",从他询问扁鹊有关为虢太子治病的专业行话到对巫医史的熟悉可以断定,他起码是一位史籍有记载的准巫医。

当时的虢国是个巫术盛行的小国,虢太子突发晕眩而倒地时,巫术当先,国都举办祈祷消灾的"治禳"活动,其他的所有事情让位。中庶子在导演"治禳"活动中的作用,不能小觑,从宏大的"治禳"场面可知中庶子至少是资历匪浅的大巫,且手上握有巫的权杖。他在向扁鹊介绍虢太子发病的原因时,说太子气血运行没有规律(血气不时),互相交错而不能向外疏泄(交错而不得泄),造成内脏受到伤害(则为中害),正气不能胜过邪气

---

1 当知物矣:一定能见到怪异。唐代司马贞《史记索隐》:"当见鬼物也。"鬼物即鬼怪。

（精神不能止邪气），精气衰微而阴邪亢盛（是以阳缓而阴急），
所以气逆上而晕眩倒地（故暴蹶而死）等。这些很有医学专业味
道的行话说明中庶子具有相当的医学知识，正是虢国需要的那种
巫医。

第四位巫医是由中庶子提供给扁鹊作样板的，是记忆里的巫
医，即上古时期名叫俞跗的巫医 [1]。从中庶子对他的描绘来看，也
完全符合巫医的标准。如俞跗"治病不用汤液醴洒（指酒剂）、
镵石挢引"（指针灸和按摩之法）等，而是用"练精易形""移精
变气""祝由"的方法治病，其治病"炊灼九窍，而定经络" [2] 的
记载就是证明。此外，从时代上看，不同的文献有不同的说法，
但是无论他属于哪个时期，都回避不了他生活在扁鹊之前这一事
实。这是判定其身份的不二法门。

第五位巫医其实就是被叫来给虢太子治病的这位扁鹊。他虽
医术接近正式的医生，但还是有被质疑之处。这是因为他除了满
足中庶子提出的所有以巫医之法治病的条件，还彻底打消了中庶
子的质疑。这本应是个福音，但他提出的治疗方法，却把医家正
常的望闻问切诊疗方法排除在外，像破解谜语一样道出虢太子疾
病的全部症状，断言太子"未死"的原因，几乎到了出神入化的
境地。这位扁鹊在治疗上针药并用，甚至有卖弄的因素，但更多
像是有备而来。他的表现不是巫医，又是什么呢？综上所述，他

1　俞跗：上古名医。文献多有记载，又作"俞拊""俞柎""臾跗"。

2　参见汉代刘向《说苑·辨物》。

是神奇出场而又潜藏自己真实身份的巫医。

那谁又是发出与巫决裂第一吼的扁鹊呢？笔者认为应该就是那位传承脉学、使后人"至今天下言脉者"的扁鹊，而不是那个"特以诊脉为名"的秦越人扁鹊。

那么，巫医与后来的经验医在治病时又有何区别呢？我国已出土的简帛医书文献中，有不少记录巫医治病的详细材料。以祛疣（瘊子）为例，经验医先取破蒲席搓成捻绳，灸烧疣瘤末端，然后拔除。而巫医则是另一种做法，他们先让长疣的人抱一些禾草，让人高声问"你是疣吗？"长疣的人回答"我是疣"，然后放下禾草离开，不要回头，认为疣就会丢在那里[1]。真是犹如孩童的"过家家"一样。同为治疣，方法有天壤之别。《黄帝内经》总结了巫医治病的主要方法，那就是"移精变气"，即通过改变病人的思想精神来达到治病的目的，而他们的病因说是荒谬的，认为生病都是鬼神作祟的结果。

一般来说，病因说最能反映医学发展的水平和阶段，有什么病因说就有什么水平的医学。就中医学来说，大体经历了巫医时期的"四端"病因说，以及完整中医理论形成后的"三因"说和"戾气"致病说等几个阶段。"四端"病因说认为：1、天帝降疾病给人类；2、鬼神作祟，产生疾病；3、妖邪之蛊及百魅所为；

1　语见张显成《简帛文献学通论·马王堆：五十二病方》："（医）取敝蒲席若籍之弱（蒻），绳之，即燔其末，以久（灸）尤（疣）末，热，即拔尤（疣）去之。""（巫）令尤（疣）者抱禾，令人呼曰：'若胡为是？'应曰：'吾尤（疣）。'置去禾，勿顾。"中华书局，2006：417—418。"敝蒲席"又称"故蒲席"，陶弘景的《名医别录》作"败蒲席"，认为其"主治筋溢恶疮"。

4、天之六气，即阴、阳、风、雨、晦、明，是致病的原因。其中"六气致病"已是中医学形成初期最有价值的病因说，为中医学病因说的形成提供了重要的理论来源。"三因"说，即内因、外因和不内外因致病的学说提出后，"巫"被从中医学中彻底踢了出去，中医学进入了正确的发展轨道。随着对传染性疾病的认识，"戾气"致病说出现了。病因说的不断突破带动了诊断学、治疗学等相关学科的跟进，促进了医学整体上的发展。

研究巫术和巫术文化，有两本书必读。一本是中国古籍《山海经》，其中部分篇章反映了中国古代巫医的情况，如《大荒西经》就介绍了巫咸、巫彭等十大巫医。该书记录的大多是民间传说，但反映了当时人们的认知，还是很接地气的。另一本必读的书是英国著名人类学家和民俗学家詹姆斯·弗雷泽的代表作《金枝》。该书曾被《自然》杂志誉为"人类最伟大的书之一"，是一部"阐述巫术和宗教起源的权威之作"。弗雷泽认为，巫术文化作为人类文化史上漫长而重要的一个阶段，至少是制度之母、宗教之母、科学之母。

为什么是科学之母呢？就本质而言，科学是人类与周围的生活环境相协调的一种理性选择手段。巫术、宗教、艺术等都是协调自然环境或社会环境的方式，但科学是一种理性方式，因而才显现出绵延不绝的生命力。

说巫术是科学之母，就是说它与科学一定在哪些方面有共同点。它们会有什么联系呢？我们知道巫术对神灵是压迫和强制的，企图用占卜、释梦、占星的方法去预测事物发展的未来，去寻找控制一切的背后神灵，又企图用厌胜、厌殃、触染等方法来改变事物发展的方向和结果。假如抛开神灵这个因素和那些具体方法，在"有利于人类"这一原则上，它与科学的追求基本是一致的。而且，二者都会认定"事件的演替是完全有规律的和肯定的"（弗雷泽《金枝》）。

但是，巫与科学追求的路径是不一样的，"巫术的严重缺点不在于它对某种由客观规律决定的事件过程的一般假定，而在于它对控制这种程序特殊规律的性质的完全错误的认识"[1]。巫术背离了真实方向而永远难以达到目的，最后为长期积累的经验所否认，神性的原因变得次要，自然哲学开始崛起，科学医应运而生。所以弗雷泽说："如果巫术能变为真实并卓有成效，那它就不再是巫术而是科学了。"巫师如果真的能够把导致疾病的神鬼妖邪控制住，岂不也成医师了吗？而另一面，随着经验的积累，人类越来越明白人生病的真正原因是什么，医学也就逐渐从巫医中剥离出来。《黄帝内经·移精变气论篇第十三》中黄帝与岐伯的对话，就生动记载了这个渐变的轨迹。

"医源于巫"恐怕是很多国家医学发展经历的必然阶段，在源头上，各国都有相似之处。在中国，除此之外，还有个祖先崇拜的"医源于圣"之说。伏羲、神农、黄帝在医学上的贡献，人所共知。他们都被认为是中华民族的人文始祖，是中华民族的共同祖先，古代把中医学的创立归功于他们更多是为了突出它的权威和神圣。历史学家认为，"医源于圣"的说法"多出于战国、

1　参见［英］J. G. 弗雷泽著，徐育新、汪培基、张泽石译，《金枝》，北京：新世界出版社，2006：52。

秦汉时学者的附会"[1]，是中国人"祖先崇拜"意识的一种反映。不过，"擅动圣经"有时也会成为延缓医学发展的借口。明代著名医学家、温补学派的代表人物张介宾在整理《黄帝内经》、编撰《类经》时就曾有过这样的顾虑。

医史专家李经纬教授针对这一现象提出了自己的看法。他总结说："综观我们古代学者有关燧人氏（钻木取火发明者）、伏羲、神农三皇创造医、药、卫生保健的记述，虽然也有不足为信的因素，但就其充分重视来源于劳动、生产、生活实践经验总结这一点而论，这些传说故事的追述确实是十分可贵的，很可能符合我国原始社会医药卫生起源的历史事实。"[2]

巫与迷信不同：前者是人类早期时的一种文化，而后者就纯属糟粕了。世易时移，治病医已有长足的发展。继春秋时期发出与巫决裂第一吼的扁鹊之后，值得大书特书的就要属北宋时期的龚鼎臣了。他有感于巴楚百姓由于信巫不信医而遭遇"徒惑邪诞而夭性命""独僵卧呻吟一室而已""如是以死者未尝不十八九，而民终不悟"的悲惨现实，希望借此引导人们正确认识医道，明白医道是"以正黜邪，以诚消妄，使可治之疾不终害人"的以及"不知医効之神倍祷淫祀之鬼"的道理。最后，为防止"尚安故态"，他还刻词于木，昭告天下，可谓是思考周全、深远。他是科学医的启蒙者、中医学的传播者。

1　参见范文澜著《中国通史简编》第一编（修订本），人民出版社，1965：90。

2　见李经纬、李志东著《中国古代医学史略》，河北科技出版社，1990：26。

龚鼎臣不是医生，也没有行医的经历，却在为捍卫医学的纯洁性而呐喊，肩负起了一位学者的历史责任。[1]

从巫医相混的春秋时期，到现代医学的拂晓时辰，再到"重医药之书最为事要"的宋朝；从扁鹊发出与巫切割的第一声吼，到文化人自省对巫的抵制，都有一条主线贯穿其中。那就是中医学在发展中不断地吐故纳新，不断地"扬弃"。在维护中医学的独特性、科学性、开放性、纯洁性的过程中，我们还会受到来自不同方向的干扰和挑战。这是一个过程，永远不会完结。从中医学发展的历史看，中医学是有着自我净化、发展的内外部原动力的。

2020 年 3 月 23 日

参考文献

[1] 司马迁 . 史记 [M]. 点校本 . 北京：中华书局，2014.

[2] 卡斯蒂廖尼 . 医学史：上 [M]. 程之范，译 . 桂林：广西师范大学出版社，2003.

[3] 弗雷泽 J. G. 金枝 [M]. 徐育新，汪培基，张泽石，译 . 北京：新世界出版社，2009.

[4] 周必大 . 皇朝文鉴 [M]. "四部丛刊"本 .

1　参见《宋史·龚鼎臣传》："鼎臣在言路累岁，阔略细故，至大事，无所顾忌。"

解读关键词

「**杏林芳菲**」 | 方技之学：生命小宇宙的学问

东汉史学家班固《汉书·艺文志》在吸纳刘向、刘歆父子的《别录》和《七略》成果基础上，把中医学归入"七略"之一的"方技略"，并按当时的图书分类"序方技为四种"，即医经、经方、房中和神仙。这个分类为清代"史学大宗"[1]章学诚所质疑，他说："方技之书，大要有四，经、脉、方、药而已。……今李柱国所校四种，则有医经、经方两种而已。脉书、药书，竟缺其目。其房中、神仙，则事兼道术，非复方技之正宗矣。宜乎叙方技者，至今犹昧昧于四部相承之义焉。"[2]后《四库全书总目·医家类》编撰者也意识到房中、神仙非医之正宗，以"岐途颇杂"为由，"今悉删除"。其实，与其说李柱国是"昧于四部相承之义"，不如说他的分类还留了一个道术的尾巴。

有人怀疑"方技之学"的前身就是"数术之学"。《汉书·艺文志》中所列数术可分天文、历谱、五行、蓍龟、杂占、形法六种。《史记·扁鹊仓公列传》就曾记有一位"中庶子喜方者"在国都举办祈祷消灾的祭祀，可见中庶子喜欢的是"数术之学"而不是"方技之学"。

1　见《清稗类钞选·章实斋为史学大宗》。章学诚，字实斋。

2　语见清代章学诚著、叶瑛校注《文史通义校注（下）》，北京：中华书局，1985：1083。

不过，从文献记载来看，二者产生的时期相近。"术数之兴，多在秦汉以后，其要旨，不出乎阴阳五行，生克制化。"（《四库全书总目·术数类》）而"方技之学"原本包括医、卜、星、相，由于《汉书·艺文志》中单列了《五行略》和《数术略》，变得更加纯粹，只剩下医家的一些内容。从中可知，"医之为用甚广，利泽生民为最大，故古人重之，秦世焚坑，而医药之书明令不去。医说精义流传未绝"（张舜徽《汉书艺文志通释》）。

"数术之学"与"方技之学"的"出身"都与《周易》相关，数术"实皆《易》之支派，傅以杂说耳"（《四库全书总目·术数类》）。方技乃"生生之具，王官之一守也"（《汉志·方技略》）。因"生生之谓易"，故"数术"与"方技"同源且多有交集。《周易》是生命之学、生存之学。只有遵循天的规律，把天道与人道、天文与人文和谐统一起来，人类才能健康地生存下去。

2020 年 7 月 17 日

第四篇 孝道下的人生选择
——从医路上的孝子们

文脉提示

史上名医与孝道；从医路上的孝子们（皇甫谧、张仲景、许叔微、李杲、朱震亨、张从正、刘完素等）；《孝经》与孔子的孝道思想。

> 呜呼！齐梁之间，不明医术者，不得为孝子。
>
> ——唐·王焘《外台秘要》

孝道让儒者转为医家，史上并不鲜见。儒者从医后，为论说其术、阐述医家奥旨，便通过著书"敷畅玄言"，帮助后学，普惠百姓。若没有《伤寒杂病论》《内外伤辨惑论》，何由知史上还有张仲景、李东垣等名医呢？

这种特殊的从医文化传统若从皇甫谧谈起，就不能不谈中国的针灸术和为后世所宗的《黄帝三部针灸甲乙经》（《甲乙经》）了。

针灸术是体现中医学独特性的一种医术，从砭石到针灸，从《明堂人形图》到《铜人腧穴针灸图经》，从《甲乙经》首传日本到走向世界，它已成为中医学一张耀眼的名片。这一过程中，三国西晋时期的皇甫谧（字士安，215—282）将古老的针灸术"撰核以为教经"的功绩不可磨灭。

皇甫谧原本是"以著述为务""所著诗赋诔颂论难甚多"的儒者，后因"久婴笃疾"和从小受教所致，转而变为医家。皇甫谧是官宦子弟，年轻时"游荡无度""不好学"，没有人生目标。然而在他身上，孝心始终没有泯灭。有一次，他得到一些瓜果，进奉给抚养他的叔母。他叔母是知晓大义的，她对皇甫谧说，《孝经》上讲，即使天天能用牛、羊、猪等奉养自己的父母，还是不算孝子。你今年二十有余，眼里没有教育、心里不明读书之道，即使天天给我送些食物，也无法安慰我，最后甚至泪如雨下。这种教育深深地扎根在青年皇甫谧的思想里，使他在人生转折之年悟到自己"受先人之体，有八尺之躯，而不知医事，此所谓游魂耳！若不精通于医道，虽有忠孝之心，仁慈之性，君父危困，赤子涂地，无以济之"，进而坚定了弃文从医的决心。

张仲景（名机，约150~154—约215~219）是我国历史上的"医圣"、中医临床医学的奠基者。曾任长沙太守，故又名张长沙。据文献记载，张仲景生活在一个瘟疫与战争交相频发的时代。他虽然是当时门阀制度的受益者，被指定做了长沙太守，但他是主流社会的叛逆者。他为了给当地老百姓治病，曾在任上公开坐堂应诊，开创了名医坐堂诊病的先例，只不过是在办公的官衙，而不是药铺。经过数十年的艰苦努力，他完成了临床医学名著《伤寒杂病论》的创作。其主要动因就是众多亲属在一起瘟疫中丧生。张仲景家族平素人口众多，建安年间瘟疫一来，有三分之二的亲属丧生。他不禁为先前兴旺的宗族之沦落和衰亡而感慨，更为枉死的人们得不到救治而悲伤。面对战乱的频仍、疫病的横行，一种责任感油然在心中升起，他勤奋地探究古人的遗教，广泛采集应对的医方。中医学由理论转化为临床医学，张仲景的探索取得了成功。

因庸医耽搁导致亲人枉死而最终改变人生轨迹的有南宋翰林学士、"名医进士"许叔微（1079—1154），金元四大家的补土（脾胃）派创始人李杲（1180—1251），以及滋阴学派创始人朱震亨（1281—1358）。

许叔微的家庭变故最为悲惨。他父亲是当时的武大夫，一家人生活无忧无虑。许叔微十一那年，他父亲因患瘟疫而病情危重，由于当时的医生医术不高，服了他们的药之后，病情不但没有好转，反而更加严重，最后不治身亡。父亲过世后，少年许叔微和母亲相依为命。两个月后，他的母亲因悲伤、劳累过度而突然倒地，不省人事，且牙关紧闭、口流涎液，于是他赶紧请来附近的医生。医生看了后诊断为中风病，说得用泻下之法，并开了三粒泻下的大通圆（丸）让病人服下。谁知他母亲服药后，大泻数次就精神涣散、昏迷不醒了，不久便撒手人寰。百日之内，许叔微接连失去双亲，成了孤儿。他"痛念里无良医，束手待尽"，发誓要成为能挽救生命的医生。后来在搜求中医书籍时，他"刻意方书，誓欲以救物为心"。

许叔微先生是宋代治《伤寒论》的"大家"，对《伤寒论》有颇多心得体会，故清人称赞道："仲景《伤寒论》犹儒书之《大学》《中庸》也，文辞古奥，理法精深，自晋迄今，善用其书者，惟许学士叔微一人而已，所存医案数十条，皆有发明，可为后学楷模。"[1] 最终，少年失去双亲的许叔微，不负自己的誓言，成了一代名医。

不惜重金投入、习医成本最高的当属金元四大家之一的李杲（晚年自号东垣老人）。李杲家是当时远近闻名的富贵人家，是两个地区的首富（户冠两路）。李杲少年时曾受过正规的儒学教育，尊崇各种儒家礼教和习俗，"忠信笃敬""妙龄有守"，并尚慈善好施之事，是当时的优等生。天有不测风云，人有旦夕祸福。不幸的是，他20岁时，母亲王氏患病卧床，多方寻求医生诊治，有犯请医生时"倏赵倏钱"[2]之忌。至于王氏究竟所患何病，医生们各有说辞，未有定论。因此，各种药物轮流吃了不少，病情还是因杂治而耽搁，至死也没搞清得的什么病。这让年轻的李杲深深自责，他反省后说，如有一天我遇到高明的医生，就一定努力向他学习医术，以弥补我不懂医而痛失母亲的过错。后知洁古老人张元素是位名医，就携重金前往求学。在老师的点拨和自己的努力下，李杲学有所成，日后提出了"脾胃内伤，百病由生"的脾胃论。这一理论是中医学理论上新的开悟、升华和创新。它的提出，除了各种内外因素的促进，与李杲扎实的儒学功底也是分不开的。

李杲是一位人品医品俱佳、做人做事俱靓的人，故金元时期著名理学家、教育家许衡先生说："东垣之医，医之王道也。有

1　清代俞震《古今医案按》，清光绪癸未吴江李龄寿藏版。

2　语出明代李中梓《医宗必读·卷一》："有素不相识，遇延辨证，病家既不识医，则倏赵倏钱，医家莫肯任怨，则惟苓惟梗。"见明崇祯十年（1637年）刊本。

志于学医者，必尽读东垣之书，而后可以言医。"[1] 这个评价也是中肯的。在传道、受业、解惑中，李杲重在传道，这样的老师是难得的。

据《东垣老人传》记载，李杲收罗天益为弟子时，首先问的就是："你来是学做只为挣钱的医人呢，还是学习传承医道的医生？"当罗天益的回答符合要求时，李杲便收他做了弟子，而且供给他饮食起居的花销，让罗天益享受到"全额奖学金"的待遇。毕业时，李杲还奖励他白银二十两，以表彰他的笃学精神。罗天益力辞不受，李杲解释道："我在大的方面，把全部知识都传授给你了，还会吝惜这点小钱吗？"育人之心，可昭日月。对此，许多人至今可能都不明白其中的道理。其实，作为一个师者，困难的不是传道，而是找到理想的受道之人。

李杲为人处事内敛而低调。他在河南做监税官时，有一年当地出现一种叫大头瘟的传染病，一些医生翻遍了方剂书，也没有找到对症的医方，于是就各出己见，胡乱投用药物，结果不是没有效验，就是导致患者死去。这些医生不认为是自己的失误，病人家属也不认为有何不妥，于是流行病继续肆虐，老百姓深受其害。这时，李杲同情无辜百姓，废寝忘食地去探求病源及流传过程，从疾病的表象来寻找发病的根源，再制作方剂，投用后，果真有效。于是他把药方刻在木板上，放在人多易见之地。大家以为这是神仙所传，把它镌刻在圆顶碑石上固定下来，让更多的人

1　许衡（1209—1281），字仲平，号鲁斋，金元时期的理学家、教育家。

从中受益。

再一位就是"举子业"与"致力于医"两条路都走得通的滋阴派创始人朱震亨。

和旧时所有的知识分子一样，起初朱震亨走的也是"举子业"的老路，希望通过科举考试入仕，在官场谋个一官半职。他开始也是先治经学，后听说朱熹的四传弟子许谦隐居八华山讲心性之学，从学者甚众，于是也前往学道。结果，他被许谦的"天命人心之秘，内圣外王之微"的演讲深深打动，以为他的理论精湛而严密（宏深粹密），遂拜许谦为师。当时看来，这条路对朱震亨来说还是畅通的，是完全可能"无忧无虑到公卿"的。但人生多舛，总有偶发事件让人改道。"朝为田舍郎，暮登天子堂"不知是多少人的梦想，也不知让多少人梦想幻灭。

让朱震亨"焚弃向所习举子业"的主要是他父亲和妻子"皆殁于药之误也"[1]，这也是他在"心胆摧裂，痛不可追"的反省之后而定夺的。其次是他的人生导师许谦得末疾而长久卧病[2]，勉励他"游艺于医"。在内外因素的影响下，朱震亨拷问自己："吾穷而在下，泽不能及远，随分可自致者，其惟医乎？"（元代宋濂《故丹溪先生朱公石表辞》）这是何等的胸怀！

在朱震亨看来，导师许谦就是"内圣外王"之人。他第一次

---

1 见元代朱震亨《格致余论·序》。

2 据《续名医类案》卷十六载，许谦之末疾，因积痰兼冒寒湿而成，以致抑淤经络气血，津液阻滞不行，痰饮注入骨节，坐不能起，起不能行，缠绵十余年。后由朱震亨调治而愈。

听许谦讲道，就曾激动地悔恨昔日“沈冥颠隮”[1]的放荡，以及无师的痛苦。的确，许谦也是一位不以名利为务、能“随其材分”而施教的儒者。他勉励朱震亨从医，并非没有一点道理，不愧是“上承考亭朱子四传之学，授受分明，契证真切”[2]的儒学嫡派传人。

朱震亨三十岁时，因母亲患有脾疼病而众医工束手，担心父亲的悲剧重演，就曾取《素问》阅读，粗习医学知识，三年后，似有所得。又过了两年，母亲的病完全就靠他开的药方治愈，这极大地增强了他日后学医的信心。前后这五年他虽未正式拜师学医，却为以后拜师罗知悌正式学习医学打下了良好的基础。不过，拜师的过程却多少有些曲折。罗知悌是个传承优秀而“恃能厌事”、心胸狭隘的人。朱震亨拜他为师时，“凡数往返”都被拒之门外（“不与接”），后朱震亨“求见愈笃”，罗知悌才接受了他。

朱震亨一生以儒为体、以医为本，无论是儒学还是医学，均受许谦的影响。他读书重在“施于事”，反对空谈，故处事“以躬行为本”。在医学上更是秉承创新性思维，认为“操古方以治今病，其势不能以尽合”，必须重新树立法度（起度量）、建立规矩（立规矩）、确立准则（称权衡），推陈出新，医学才能有新的发展活力。

1　沈冥颠隮：沈冥：昏昏度日；颠隮：坠落沉沦。隮：音 jī。

2　语出宋濂《故丹溪先生朱公石表辞》。考亭：今福建省南平建阳区西南考亭村，曾是朱熹晚年讲学和居住地。宋理宗为崇祀朱熹，于淳祐四年（1244 年）赐名“考亭书院”，后世因以“考亭”称朱熹。

值得我们重视的是，朱震亨的重要医学新见解都与他的中国传统文化功底，特别是哲学功底，密不可分。他对李杲"补中益气之剂"的重新认识和活用就是一例。朱震亨认为，中国地形西高东低，故西北之人"阳气易于降"，东南之人"阴火易于升"。据此，东南之人，饮用此药就合适；西北之人，服此药，有恐添病。于是，他取刘（完素）、张（从正）、李（杲）三位医家之长，又参考古人有关"太极"为衍生天地万物之本原的理论，以及《易》《礼记》《通书》[1]、《正蒙》[2]等书中的哲理，把医理中有关"火"和"阳道实、阴道虚"的论述与太极动而生阳、五性感动之说及《礼记》中养阴的思想结合起来，提出"相火论"和"阳有余而阴不足论"，震惊了当时的医界，四面八方来迎请他的患者"辐辏于道"。

朱震亨是地道的大儒，"每见夸多斗靡之士，辄语之曰'圣贤一言，终身行之弗尽矣。'以为多。至于拈英摘艳之辞，尤不乐顾，且以吾道蟊贼目之"[3]。他又是纯粹的大医，认为："古人以医为吾儒格物致知之一事"。大儒、大医，用哪个称呼他都不为过，他有担当，是不折不扣的儒医。

金元四大家之一的攻下派医家张从正（字子和，1156—1228）虽未有失亲之痛，却深知从医之因。张从正著有《儒门事亲》一书，除布道学术主张外，专门伸张因孝而为医之主旨，

---

1 《通书》：指周敦颐的《周子通书》。

2 《正蒙》：北宋张载著。主张气一元论，认为宇宙万物皆源于气。

3 见元代宋濂《故丹溪先生朱公石表辞》。

强调"《儒门事亲》者,以为惟儒者能明其理,而事亲者当知医也"[1]。后人更是点明题旨,说:"是书也,戴人张子和专为事亲者著","名书之义"乃为"医家奥旨",虽略显狭隘,却也点明了中医学的从医之道和"为人子者,不可不知医"[2]的道理。

张从正"事亲者当知医"的理念多有他的老师刘完素当年从医经历的影子。刘完素(字守真,1120—1200)从小家境贫寒,母亲生病无钱医治,最终因病去世。为此刘完素很受刺激,悔恨自己不懂医而丧母,遂立志学医,走上了从医之路。

走在行医路上的孝子群像图中,还有许多著名医家,而普通医生中的孝子更是数不胜数。

孔子的思想核心概括起来就是"仁",仁者爱人。怎样才能实现仁爱呢?"孝弟也者,其为仁之本与",亦即孝顺父母、敬爱兄长是实行仁爱的基础。这里,孔子又提出了"孝"的概念。后来有学者对这句话产生了质疑,认为:如果孝悌是仁之本,那么仁就是孝悌之末了。宋代大儒朱熹在《四书集注》中把原文的"仁"改写为"人",意即孝悌是做人的根本。这样就避开原解释的矛盾且依然理顺。这也是"孝"的原始意义,它释放出的更多的是人的自然属性。"孝子百世之宗,仁人天下之命",斯乃"孝"之本义也。

经历了史上几次大力倡导"孝"的时期,儒家"孝"的自然属性更多地为社会属性所浸润。

---

1 语出《四库全书总目·子部·医家类二》。

2 语见明代邵辅《重刊〈儒门事亲〉·序》。

第一次是《孝经》问世的时期。首要的疑问是:《孝经》是谁写的? 历史记载有两种不同的说法: 其一是"以曾参为能通孝道, 故授之业, 作《孝经》"(汉代司马迁《史记·孔子世家》), 认为《孝经》是曾参受孔子之托而作。其二是"孔子为曾子陈孝道也"[1], 亦即孔子"举大言"而作《孝经》。

《孝经》是一部论述孝道、孝治和宗法思想的著作, 也是一部字数不多而影响力颇大的儒家典籍。由于后来把"孝"与"事君尽忠"的要求挂钩,《孝经》受到历代统治者重视。

根据内容的不同,《孝经》把孝道分成"事君""事长""养父母"等五个等级[2]。在"目医为小道"的封建社会里, 医者的社会地位不过是"士人"或"庶人", 其孝道要求分别是"以孝事君则忠, 以敬事长则顺, 忠顺不失, 以事其上, 然后能保其禄位, 而守其祭祀"和"谨身节用, 以养父母"。《孝经》至秦代就已经流行。到了汉朝, 汉文帝还置博士专门讲授《孝经》; 汉武帝下诏郡国每年察举孝、廉各一人。

第二次是魏晋南北朝时期。当时,"孝道"已成为"治天下"的软工具, 渗透到各领域、各方面。倡导"孝行"意在鼓励忠君。汉代刘歆所撰《七略》曾将《易经》置于《六艺略》之首。到了南北朝时期, 目录学家王俭便在其编写的《七志》中, 把《孝

1　语见《汉书·艺文志》:"《孝经》者, 孔子为曾子陈孝道也。夫孝, 天之经, 地之义, 民之行也。举大者言, 故曰《孝经》。"

2　参见《孝经》天子章第二、诸侯章第三、卿大夫章第四、士章第五和庶人章第六等五个等级的孝道。

经》放到首位，认为孝行是"百行之首，人伦所先"。由此，我们可以窥见社会思潮变化和走向。

自然，"孝道"也成为某些"名士"远离朝廷的挡箭牌，晋代李密打的旗号就是"圣朝以孝治天下"，以"臣无祖母，无以至今日；祖母无臣，无以终余年"[1]的乌鸟私情[2]为由，乞求脱离官场以终养祖母。

第三次是宋元时期，即理学盛行的时代。理学主张复求圣人之意，以明夫性命道德之归。为此，元代的郭居业依据《孝经》编写了《二十四孝》故事集（全名《全相二十四孝诗选集》），其典型性、通俗性使"孝道"的思想更容易在百姓中流传和普及，却也将"愚孝""愚忠"等糟粕夹杂其中，当作正面的"孝行"来宣扬。

"孝道"是一把双刃剑。它可以把儒者变为医家，它可以成为"老有所养"居家养老的最后一道保障，它可以把心里只有自我的无耻之徒改变成有情义、顾他人的合格公民。同时，它又是中国传统解剖医学裹步不前的主要原因[3]。

总之，《孝经》影响着中国人几千年来的风俗习惯、生活方式及行为规则，是不可不辨的文化传统。我们应该取其精华，去

1　语出晋朝李密《陈情表》："圣朝（晋朝）以孝治天下"。见《昭明文选》。

2　乌鸟私情：传说乌鸦幼鸟有反哺老鸟的习性，常用来喻人之孝道。终养：奉养到最后。

3　曾子说："全肢体以守宗庙，可谓孝矣。"因解剖必然使肢体不能保全，故解剖医学迟滞。

其糟粕。当下，孝道文化正经受时代的检验，我们理应在变与不变中批判性继承。

2020 年 3 月 29 日

解读关键词

「杏林芳菲」

悬壶济世：中医招牌的大道传奇

大家都知道，哪儿有"悬壶济世"，哪儿就有中医。"悬壶"既是图标，也是中医大夫开业的代称。而"济世"确定了中医的价值体系。"悬壶济世"的创意来自汉代一个与"壶翁"有关的奇幻故事。

相传，河南上蔡有一个叫费长房的人，在市场做管理员的工作。一日，有位老翁来到集市上卖药，挂了一只葫芦当招牌。集市将要散去时，老翁纵身跳进了葫

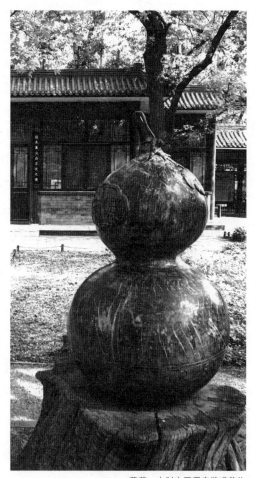

葫芦，古时中医用来装盛药物

芦里，市面上的人并没有注意到这一幕，只有楼上的费长房看到。他感到很诧异。第二天，费长房来到老翁那里行了拜见礼，还拿去了酒和干肉。老翁知道费长房见过自己的神奇，就对他说："明天，你可再次来这里。"第三天，费长房如约又一次来到老翁那里，老翁就带着他一起跳入葫芦之中。只见里面像宫殿一样庄严华丽，名酒、美食布满桌上。食罢，两人一起跳出，老翁嘱咐费长房不要讲给别人听，说："我是仙人，因过错被责在此卖药。今天的事做完就要离开这里，你愿意跟随我吗？"费长房也打算跟老翁一起进山，向他学习医道，于是欣然同意。老翁见他心诚，就把医术传授给了他。日后，费长房成了名医，活人无数。[1]

　　"悬壶"的"壶"与"葫"字谐音，就是葫芦的意思。葫芦的外形边缘曲度极像太极图的流线，故道教赋予它诸多吉祥色彩和寓意，而道教文化与中医学有着极其密切的关联。一些名医，如华佗、葛洪、陶弘景、孙思邈等，也与道教有着千丝万缕的联系。于是，葫芦便成了中医的招牌。

2020 年 3 月 16 日

1　见范晔《后汉书·方术列传·费长房》，据中华书局 1965 年版。

参考文献

[1]　戴良.九灵山房集[M]."四部丛刊"初编缩印本.

[2]　房玄龄，等.晋书[M].点校本.北京：中华书局，1959.

[3]　李濂.医史[M].天一阁抄本.

[4]　许叔微.普济本事方[M].向井八三郎刊本，1735.

[5]　张机.伤寒论[M].明赵开美本.

合谷穴歌

合谷在虎口，两指岐骨间，

头疼并面肿，疟病热还寒，

体热身汗出，目暗视茫茫，

齿龋鼻衄血，口噤不能言，

针入深三分，能令人病安

合谷

合谷穴其穴在手大指次指岐骨间陷中，主治偏正头疼面目浮肿疟疾寒热身体发热汗不收目龋视物不明齿蠹疼痛鼻中流血不止口噤不开等症针三分留六呼灸三壮

中医穴位歌诀

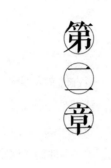

导 读 ｜ 文化大咖的第五"标配"

若说琴、棋、书、画是中国古代文人四大"标配"的话，那么"中医学"就是部分文人，特别是一些文化大咖、精英人士的第五"标配"了。中医学也是文化积淀深厚的一门学问，同时，此道还可保身长全、"救近祸"[1]，为他们的儒雅风度增色。

中国早期的医家多出于"儒"，而具有儒家思想的文化精英的介入，又反哺中医学，输入更多的文化因子，使中医学在浓郁的人文关怀里得到滋润，让中医学固有的仁爱精神、伦理意识、平等情怀，乃至辨证施治等人文特色更加彰显，把中医学变成有人情温度的医学。

文化大咖、精英人士游艺于医、涉猎中医学在古时也是一件很时尚的事。他们涉医类型有三种：

一、本是文化方面的精英人士，在某种原因的驱使下完成了从文人到医家的身份转换。因文化基础厚实，他们往往成为医学

---

1 晋代葛洪《抱朴子·杂应》："初为道者，莫不兼修医术，以救近祸焉。"近祸：近身的灾祸。

某个方面的开创者和领军人物，成果斐然，在中医学发展史上占有一席之地，如三国西晋时的针灸学集大成者皇甫谧、唐代的医籍学家王焘等。

　　二、本为史上留名的大人物，只是内心向善，忙里偷闲，旁涉中医，却在中国医学史上留下浓墨重彩的一笔。自然科学史专家沈括[1]、大文豪苏轼等都在此列。明清两朝受"不为良相，当为良医"的影响，涉医的文人、才子就更多了。如考据学大师俞正燮和俞樾等都有传世的医作和序跋存世，以构筑医学文化之墙。沈括著《良方》十五卷，"必目睹其验，始著于篇，闻不预也"[2]。严谨的学风，不是医家，胜似医家，堪称楷模。后人增附苏轼的医药杂著及验方，追改为《苏沈良方》。该书一经问世，博得极高评价。

　　三、文化精英和文学大咖，以中国传统文化为纽带，与医学"大家"结为挚友，同"道"不同行（háng），结伴前行（xíng）。这也是中国一些文化精英特有的人生经历，他们在中国文化史上奏出"和而不同"的新乐章。其中最为突出的当属明代文学家、"后七子"领袖人物、李时珍的好友王世贞，以及清代文学家、"性灵派"领袖、薛雪的好友袁枚等。

　　从文化精英到医学"大家"、涉医者、医家挚友，几条道路之间没有万水千山之隔，反倒汇聚成同一条医中有文、文可融医

1　沈括（1031—1095），晚年自号梦溪丈人，北宋科学家，所著《梦溪笔谈》总结了中国古代，特别是北宋时期科学成就。

2　见沈括《良方》自序，选自《梦溪笔谈校正》卷九，据1957年古典文学出版社本。

的通衢。中华文化成了架在艺、医之间的桥梁。

在这个板块里，笔者回顾了晋代放荡不羁的嵇康、清代脱俗达人袁枚、明清之际的艺术仆人傅山、明末清初思想家顾炎武和唐代"雄深雅健"的柳宗元（子厚）[1] 五位文化大咖与医（家）交谊的往日时光。他们对中医药文化的奉献，笔者将分别细述，以飨知音，使其领悟中医学的"养生范式""大医圣学""精细艺术""人情仁爱"，以垂中医学不朽之仁慈。倘若这个板块的篇章，能使嗜好国学者一睹而获益，何幸如之[2]！

2020 年 2 月 2 日雪后作

2020 年 2 月 29 日修改

---

1 语见唐代刘禹锡《河东先生集·序》："昌黎韩退之志其墓，且以书来吊曰：'哀哉，若人之不淑！吾尝评其文，雄深雅健似司马子长，崔、蔡不足多也。'"

2 何幸如之：哪有比这儿更值得庆幸的呢？语出张介宾《类经·序》。

第一篇 | 医、琴合鸣升雅乐
——古琴家的养生"范式"

文脉提示

嵇康的"道家哲学"思想；数的哲学、文化概念；老庄哲学与中医学的渊源；史上全面养生观的第一人；古琴对嵇康养生思想的助"演"作用；向秀的自然养生之道与嵇康的全面养生思想。

> 铜驼荆棘夜深深，尚想清谈撼竹林。
>
> 南渡百年无雅乐，当年犹惜广陵音。
>
> ——宋·陈普《咏史（下）·嵇康》

嵇康（字叔夜，224—263）是以"竹林七贤"之一的名头闻名于世的。同时，他的遗作《养生论》、绝唱《广陵散》表明他还是一位素养颇高的养生学家和古琴演奏家，医、琴合鸣突显了他一生的传奇色彩。

当然，古琴是他的"标配"，也是塑造他人生格调不可忽视的道具。中医养生学则与他"长而好老庄之业,恬静无欲,性好服食,常采御上药"[1]密切相关。

老庄哲学在中国被称为"道家哲学",其实是道家哲学中无名派与齐物派的合称,其中影响后世最大的应是以老子为代表的无名派学说和主张[2]。

道家学说的核心就是"自然主义",认为"万物生于'道'"。那么,何为"道"?"人法地,地法天,天法道,道法自然。"这"道"便是"自然"。老子提出的"道生一,一生二,二生三,三生万物。万物负阴而抱阳,冲气以为和"以"三分法"确立了事物的中间状态。对于"三",学界有两种解释:"一、阴阳相合所形成的一个均调和谐的状态。二、阴阳相合而形成'和气'"。"三"应是指阴阳两气互相激荡、相交而形成的适匀状态,每个新的和谐体就在这种状态中产生出来,形成万物。[3]"所谓'三生万物',也即'数生万物'之谓也"[4]。

"数"在我国是个哲学、文化概念,象征着神话和宗教的倾向。"三"在中医学里有着特殊的意义和价值。如,依据宗、营、卫三气所生,水道所出之处,"躯体之内"(《类经》)可分上、

---

1 见《昭明文选·养生论》注引嵇喜《嵇康传》。

2 参见叶北岩《学生国学问答》第四编《哲学》第二章《周秦诸子哲学》:"道家哲学,可分三派:(a)无名派,如老子。(b)为我派,如杨子。(c)齐物派,如庄子。三派究本寻源,同是主张'自然主义'。而思想精深,影响最大者,当推老子。"商务印书馆,民国二十三年(1934年)。

3 参见陈鼓应《老子注译及评介》,中华书局,1984:233。

4 见张德鑫《数里乾坤·自序》,北京大学出版社,1999。

中、下（焦）三个位置，统称三焦；罹患疾病的原因，分别是内因、外因和不内外因三个因素；把脉的位置分别是寸、关、尺三个部位；论病的性质有寒、热、寒热错杂之分，以及虚、实、虚实夹杂之别等。可以说，中医学里"三"的维度更是耐人寻味。

就庄子而言，他的代表作《逍遥游》表达的是"自然哲学"的理论，《齐物论》展现的是"知识哲学"的理论，《养生主》提出的是"人生哲学"的理论。这三篇是代表他的学说和思想的重点内容[1]。

在完整的中医学理论诞生之前，庄子是"学"与"术"上最接近中医药学的先驱和启蒙者。也就是说，老庄哲学与中医学有很深的渊源。庄子揭露过巫术的不靠谱（详见《庄子·应帝王》），是中医药学知识的初识者和提出者。比如，他认为阴阳二气的错乱不和是发病的原因，大喜伤阳、大怒伤阴，如果阴阳之气都受到伤害，再加上四时的紊乱、寒暑的失调，人体必会受到伤害（详见《庄子·在宥》）。再如，他认为"静然可以补病，眦搣可以休老"（详见《庄子·外物》），即静心可以调养疾病、按摩可以防止衰老。这都是些为后世所传承的医理。此外，庄子还是一些医名、病名、药名的记载者和传播者。在医名上，他是早期"六气"（阴、阳、风、雨、晦、明）概念的记载和传播者（详见《庄子·逍遥游》），也是"六脏"（心、肝、脾、肺、肾，其中肾有两脏，左为肾，右为命门，故言脏

1　见张德鑫《数里乾坤·自序》，北京大学出版社，1999。

有六）概念的记载和传播者（详见《庄子·齐物论》）。在病名上，他记载了"附赘县疣"（详见《庄子·骈拇》）和"破痈溃痤"（详见《庄子·列御寇》）等，其中，赘和疣就是身上所生的肉瘤，痈和痤就是痈和疽。在药名上，庄子记载了"实堇（jǐn，乌头）""桔梗""鸡壅（鸡头草）""豕零（猪苓）"（详见《庄子·徐无鬼》），并认为这些药物有治病的作用，但也并非万能。可见，他知晓"得之也生，失之也死；得之也死，失之也生：药也"的道理。

受老庄思想熏陶的嵇康，并没有整日过着弹琴与咏诗的放浪形骸的生活。由于他有"博览无不该通"的知识宽度，在"越名教而任自然"的追求中，思维变得更加通达而富于奇想，更加重视身心的相互作用、重视人的精神陶冶与修炼，因而敢于涉足养生学领域并大胆创新，成为"超然独达"的养生学家。

谚曰："病由心生，相由心生。"因此养心才会有好体魄、好容颜。余英时先生认为，"汉代士大夫之重养生者多习黄老之术"，"老庄思想与养生修道，同为汉晋以下士大夫人生理想之重要构成分子"[1]。嵇康就是符合那个时代思潮的典型人物。从他的"精神之于形骸，犹国之有君也"（《养生论》）"则知叔夜之意，精神尤贵于形体，亦内重于外之说"（《士与中国文化》）。嵇康的理论点明了那个时代士大夫重视养生和精神修炼的原因。

其实，早在嵇康之前，中国养生学就已经萌芽，只不过陈

---

1 参见余英时著《士与中国文化·汉晋之际之新自觉与新思潮》，上海人民出版社，2003年，第287页。

述零散而不系统，重物欲而欠真趣[1]。只有庄子提出"劳身心、溺外物，若终生不悟，那是很可悲的呀！"[2]直到东汉时期，大思想家王充才把精神对于人体健康的作用再次提出来。[3]随后，经过健康理论的不断积淀，才有了提出"形神兼备""形神兼养"全面养生观的嵇康。嵇康在集养生观之大成的《养生论》一文中，以老百姓的日常生活为实例，用平实的语言通俗生动地描述形体与精神之间的相互依存和相互影响。嵇康论辩说理的水平极高，往往用对比的方法以事喻理，让阅读者自己去得出他所预设的结论。譬如他说，服药发汗，不一定能够达到，但惭愧的情感一旦聚集，就会大汗淋漓。整个早上没吃东西，就会感到肚子空空，饥饿难耐，而当年孔子的学生曾参因为丧亲的哀痛七天没吃东西，仍然不感到饥饿。夜半了还没有去睡，就会感到头昏脑涨、思睡，而内心怀有忧虑的时候，就会通宵达旦无眠。又说，一把好梳子才能把头发理顺，厚味的白酒才能使颜面发红，但壮士突然发怒就会容颜大变、怒发冲冠。这些生活的体验，哪个不是精神的作用？这些妥帖的对比让人口服心服。他顺势说，精神对于形体而言就好比国家有个主事的国君，如果精神在内部躁动不安，形体就会受到伤害，表现出来，就如

1　比如，论饮食，参见《论语·乡党篇》："食不厌精，脍不厌细。"又如，论居处，参见《吕氏春秋·重己》："室大则多阴，台高则多阳；多阴则蹶，多阳则痿。"

2　语见《庄子·徐无鬼》："驰其形性，潜之万物，终身不反，悲夫！"

3　参见汉代王充《论衡·道虚》："养精爱气。夫人以精神为寿命，精神不伤则寿命长而不死。"

同国君在上昏庸国人就会在下作乱一样。那该怎么办呢？嵇康给出的答案是："修性以保神，安心以全身。"保神就是不要让爱憎、忧喜等情感长久留在心里不能释然；全身就是要施行呼吸吐纳，调养身体。最后达到形体与精神互相协调、表和里完全贯通。这样养生，哪有不长寿的道理呢？结论就这样顺理成章，水到渠成。

嵇康深知事物的两面性、食物所具有的双刃剑作用，提出"不可过食"的告诫，亮出"过则为害"的警示，比如，过食黑豆一类的食品会使身体重滞，多食大蒜一类的刺激性食物会使眼睛受害，多食大枣会使牙齿发黄，雄麝常食柏树叶产生麝香。从这些事例推而论之，凡是所食之物都会对身体产生一定的影响。由此，生活告诉我们：食疗的多样性、营养的均衡性，以及中药处方中君、臣、佐、使的配伍，才是保身强体的正道。这些都是有科学道理的，也都是很接地气的。

嵇康提出，克服急功近利、急于求成的心态十分重要。那些想养生速成的人、想坐待养生明显回报的人，往往强抑感情、隐忍欲望，甚至舍弃宏愿，但食、色等嗜好常在眼前诱惑，而养生的功效却要在数年甚至数十年后才能见到。诱惑在前，功效居后。满足眼前，就会失去长远；为了长远，就要舍弃眼前。本来两者就是互相排斥的，很难兼得。于是，心中犹豫不定，矛盾的想法在心里交争，而物欲引诱在外。这样只会导致养生的失败。面对这些普通人的常态和嵇康贴近实情的分析及告诫，后人能不有所警惕吗？

嵇康的养生观还体现了尊重规律的唯物史观：对于通过学习

就可以做神仙、凭主观努力就可以不死一类的胡言乱语，嵇康都嗤之以鼻。

　　说到嵇康的养生思想，就不能不提到那把见证他的《广陵散》绝唱并随他而去的古琴。一个即将被处斩的人，能在临刑前要求解脱捆缚、弹一首《广陵散》并得到满足的，恐怕史上也只有嵇康一人。古琴对嵇康的养生思想起到"助"演作用，因为他演绎的是医、琴合鸣的人生协奏曲。中国是最早重视音乐教化作用的国家之一。古代的圣人认为，"乐，听其音则知其俗，见其俗则知其化"。"知音"这个典故至今鲜活，仍被常常提起，成为知遇的美谈。音乐有使人心情平和的作用，心情平和了，行为就会合宜、适中。从本性而言，人都希望长寿而厌恶短命，希望安全而厌恶危险，希望荣誉而厌恶耻辱，希望安逸而厌恶烦劳。愿望都满足了，厌恶全扫光了，心情就自然合宜、适中。[1]此外，中国古代音乐的演奏首选古琴，所奏之音多为演奏者之心声。因此，古琴也就成了最能表达文人心声的乐器，颇受中国古代文人认可，进而形成古琴文化。

　　古琴演奏的是气质，是心态，是禅意，是博雅。何以把一个古琴演奏家与他的养生智慧联系在一起呢？早先庄子就曾在《天运》篇中专门写到黄帝与他的臣子北门成的对话，介绍了音乐能使人惧（惊恐）、怠（松弛）、惑（迷惑）、荡荡默默（心神恍惚）

1　见陈奇猷校释《吕氏春秋校释·仲夏纪第五》："故乐之务在于和心，和心在于行适。……人之情，欲寿而恶夭，欲安而恶危，欲荣而恶辱，欲逸而恶劳。四欲得，四恶除，则心适矣。"学林出版社，1984：272。

的作用，以至"道可载而与之俱"，即可与道会通融合。养生和古琴在嵇康身上也只是"一名多艺"而已。"越名教而任自然"的理念才是贯穿他的《琴赋》和《养生论》的核心思想。掌握"道"的人，恬静淡泊，无思无虑，把天穹当成车盖，把大地当成车厢，把四时作为驭马，让阴阳成为车夫，乘着白云直入云霄，和"道"共往同存，放开思绪，舒缓节奏，来奔向太虚。[1]做到这些，就是明达事理的人，做事就会顺乎自然，把恬静的真趣作为乐事，在没有任何干扰的环境里去寻找并实现自己的幸福理想。这也是明达事理的人的养生方法啊！[2]

两部经典、两种技艺，医艺和琴艺建构的是相同的精神故乡。"漠虚静以恬愉兮，澹无为而自得"（《楚辞·远游》）道出的是恬愉的心境、不争而自得的道家养生秘诀。关于如何才能消解意志的错乱、打开心灵的束缚、去除德性的负累、贯通大道的障碍，庄子认为："贵富显严名利六者，勃志也。容动色理气意六者，谬心也。恶欲喜怒哀乐六者，累德也。去就取与知能六者，塞道也"（《庄子·庚桑楚》）。若这勃志、谬心、累德、塞道中的每一项都不在心中扰乱，心神就会平正而安静，安静就能清醒，清醒就会明智，明智就能顺乎大自然。只要心境沉静、尊重大自

1　见《淮南子·原道训》："是故大丈夫恬然无思，澹然无虑；以天为盖，以地为舆，四时为马，阴阳为御；乘云凌霄，与造化者俱；纵志舒节，以驰大区"。

2　见郭霭春《黄帝内经素问校注语译·阴阳应象大论篇第五》："是以圣人为无为之事，乐恬憺之能，从欲快志于虚无之守，故寿命无穷，与天地终，此圣人之治身也。"天津科技出版社，1981，第37页。另见郭注"之守"：胡澍说："守当作宇，形误。《广雅》'宇，居也'。"

然规律，就同乎大顺，就没有不步入长寿之域的道理。

稽康不仅是身心全面养生论的倡导者，也是亲力亲为的践行者。我们把稽康一生的主要活动梳理一下就可以看出，他把弹琴、咏诗、写文章、交友、玄谈，甚至饮酒、服食丹药等，都纳入养生。综合性是稽康养生理论的最突出特色，也使他拥有多彩的人生。正如他在《养生论》中所说，不要认为一次发怒不足以侵害性命、一次悲哀不足以伤害身体。有的人补益身体时像田间小水沟里涓涓细流，而消耗身体的正气却如奔腾的洪流。得少耗多是不可取的，也是不能持久的。只有把生活过程中的每一个环节都视为养生，和谐之气才会与日俱增。

为稽康的传世佳作《养生论》加以补充、大添情趣的是他的挚友、同列"竹林七贤"的向秀。向秀针对《养生论》专门撰写了一篇匠心独运、别树一帜的文章《难稽叔夜养生论》。表面看，此文是向稽康及其《养生论》发难的，实则是在大谈自己的自然养生之道，以发难的形式增添文章的火药味，再把"顺其人生、人性、人情、人欲"作为看点，更易引起人们的兴趣。这比现代的任何广告理念都要高明。果然，稽康紧接着回应了一篇《答难养生论》的长文予以反驳，实则把它变成了《养生论》的续篇，最终道出了自己全部的养生思想。细品之下，两人与其说是在论战，不如说是在接力，为后世的文史学家留下一份可以反复咀嚼的精神食粮。

就写作目的而言，向秀的文章并未明确针对稽康《养生论》里的某些观点，而是开门见山，以"绝五谷、去滋味、寡情欲、抑富贵"作为靶点，发出"则未之敢许也"（我不赞同）的声音立论。同时，他主张的是嗜欲、滋味、情欲、富贵这四者的自然属性，说："有生则有情，称情则自然。""且夫嗜欲、好荣恶辱、好逸恶劳，皆生于自然。""天地之大德曰生，圣人之大宝曰位，崇高莫大于富贵。然富贵，天地之情也。"又说："富与贵，是人之所欲也，但当求之以道义。"[1] 总之，向秀的自然养生法提倡的是"适欲"，是顺其自然，大有传承《吕氏春秋》中"圣人之所以异者，得其情也"[2] 的味道。

本来，嵇康和向秀的养生观点都是出于"'道'法自然"的自然主义哲学，只是侧重点不同罢了。是否还有其他隐义？《晋书·向秀传》记载："[向秀] 又与康论养生，辞难往复，盖欲发康高致也。"即史家也认为两人难以就养生的话题论辩，向秀的目的不在于批判对方，而是想推高嵇康《养生论》的层次。

向秀是当时著名的玄学家，以探讨事物的哲理为务，"雅好老庄之学。庄周著内外数十篇……秀乃为之隐解，发明奇趣，振起玄风，读之者超然心悟，莫不自足一时也"(《晋书·向秀传》)。向秀为人放浪形骸，衣着古怪，不拘小节，常一肩袒露，赤足，闭目倚树，若有所思，又似飞入另一境界，似仙人一般。其实，在"竹林七贤"中，他与嵇康关系最为密切，常一起饮酒畅言。向秀在山涛的引见之下结识了嵇康，而使他们之间关系走近的，却是打铁这个共同的爱好。向秀喜欢打铁是因其父曾以打铁为生，受此熏陶，向秀从小就喜欢听打铁的锤子声、以拉风箱

---

1 以上均见向秀的《难嵇叔夜养生论》。

2 见陈奇猷校释《吕氏春秋校释·仲春纪第二》，上海：学林出版社，1984：84。

当游戏。而嵇康则是"性绝巧而好锻"的能工巧匠，两人遂成莫逆之交。对他们来说，忽而一起饮酒，敷畅玄言；忽而打铁为乐，锤声如乐（yuè）。聚饮和打铁看似风马牛不相及，却都被他们却当作生活的"调味品"，乐在其中。

据传，有一次两人一起打铁，嵇康掌钳，向秀抡锤，两人配合默契，聚精会神，旁若无人，自得其乐。后来大将军钟会来访，他俩因专心打铁，也就没理会。

就是这样一对价值观一致、兴趣爱好一致的挚友，怎么会因为区区养生话题而分道扬镳呢？有人认为，《养生论》和《答难养生论》放在一起，才是嵇康完整的养生思想；如果再综合向秀的养生思想，就应是那个时代养生思想的最高水平了。

总之，嵇康的全面养生观与庄子的养生思想是一脉相承的。庄子提出养生要顺从天地的法则，即大自然的规律，还要"备物以将形（养形体），藏不虞以生心（养心神）"（详见《庄子·庚桑楚》），提倡形神兼养。在庄子看来，人生在世就是要不失其真性以尽天年。若形体年年衰老，精神困缚其中，随之消灭，难道不是莫大的悲哀吗？[1] 只不过庄子的养生思想散落在他的文集中，零散而极易被忽视。他以哲学思想广为人知，而非包括养生学在内的医学思想。这样，他的中医药理论知识和贡献相形之下就少有被提及。专门论述并以通俗的生活体验系统地阐述形神兼养、全面养生的第一人非嵇康莫属。嵇康确定了中国传统养生学的范

1　语见《庄子·齐物论》："一受其成形，不亡以待尽。""其形化，其心与之然，可不谓大哀乎？"

式，开中国养生学史上形神兼备学说之宗，他的养生论具有里程碑意义。《广陵散》已成绝唱，而《养生论》的"余音"还在"绕梁"。以至几百年之后，宋人苏轼仍"以嵇叔夜《养生论》颇中余病"，"手写数本，其一赠罗浮邓道师"（《跋嵇叔夜〈养生论〉后》），以广其传。就连宋高宗赵构也曾专用楷、草两种书体混合将《养生论》书写成条幅，广传其道，以示对嵇康及其养生思想的尊崇。嵇康以后，晋代药化大师葛洪、南朝时期的药物学家陶弘景、唐代方剂学家孙思邈等，无不是在嵇康提出的全面养生的范式框架内细论养生诸方面要点和做法，以丰富中医养生学说，甚至有的语言都和嵇康的《养生论》如出一辙。

"苍松叶常青，古树枝犹韧。虽是夕阳彩，却盛朝霞红。"经过两千年来养生学家们不断培育和涵养，中国养生学的理论之树渐渐茁壮起来，其余荫必将造福全人类。

2020 年 1 月 9 日
2020 年 3 月 3 日修改

参考文献：

[1] 陈鼓应 . 庄子今注今译：上 [M]. 北京：商务印书馆，2007.

[2] 陈鼓应 . 庄子今注今译：下 [M]. 北京：商务印书馆，2007.

[3] 陈奇猷 . 吕氏春秋校释 [M]. 上海：学林出版社，1984.

[4] 嵇康 . 嵇中散集 [M]. 黄省曾刻本 . 1525（明嘉靖四年）.

[5] 刘安 . 淮南子 [M]. 北京：中华书局，1954.

解读关键词

「**杏林芳菲**」 | 地道药材：中药里的优等生

近几年来，防治健康第一杀手脑卒中、既能活血又能止血的中药"三七"开始走红，推崇它的人大量增加。保健意识的提高、健康素养的提升的确是民族未来的保障，但买到地道药材"三七"才是头等重要的事情。前几年因误食假"三七"而导致肝坏死的病例，新闻亦有报道。案例所说的情形，不得不防。

什么是地道药材呢？概括说就是中医临床公认的、知名度高的优质药材。它们具有特定的种质、特定的产区，以及特定成熟的生产技术和加工方法。只有这样才能得到从种植到加工一条龙的质量保障，确保功效。

有的中药材名称还冠以传统产地，以区别于非传统种植区的普通药材，比如，川贝母、浙贝母、藏红花、杭白菊、云三七等都是听名而知产地的中药材。宋代沈括曾专门从药物种植到收获的过程中"地势高下之不同""物性之不同""地气之不同""人力之不同"等方面谈及影响药材生长的因素及地道药材的药效优势（《梦溪笔谈·药议》）。

孔子平生谨慎对待的三件事就是斋（戒）、战（争）和疾（病）[1]。治病是关乎民生的大事，治病吃药确需慎重对待。俗话说"是药三

1　参见杨伯峻《论语译注·述而篇第七》："子之所慎：斋、战、疾。"北京：中华书局．1980：69。

分毒"。即便是"药食同源",药物和食物毕竟有区别。故医人早有告诫说：若人无病，吃粱吃肉而已；如果人生了疾病，就应当吃药来"讨伐"病邪。病愈后，再回归到靠吃粮食、肉类来补充人体所需的各种营养和微量元素，怎么可以把药物当作补品来经常服用呢？[1] 此话出于医家之口，和那些极力推销药品的无良药商相比，是多么真诚的忠告！

大力发展地道药材的种植和生产、让更多的优质药材上位，是中医走向兴旺的必由之路。

2020 年 7 月 15 日

1　金代张从正《儒门事亲·汗下吐三法该尽治病诠》。

第二篇 | 跨界的"纯以神行"
——"小清新"眼里的"圣学"

> 学不贯古今,识不通天人,才不近仙,心不近佛者,
> 宁耕田织布取衣食耳,断不可作医以误世。医,固神圣之业。
>
> ——明·裴一中《言医·序》

明末清初,学术思想活跃,是梳理过去、追逐新潮流、发生变革的大时代。中国医学则进入以温病学派和中西汇通为标志的转型期。在这一时期的历史舞台上,有两位文化名人十分活跃、

光彩夺目：一位是著名的温病学家、"于医时有独见"[1]的薛雪（字生白，自号一瓢，1681—1770），另一位则是诗坛"性灵派"的代表人物、名噪一时最为脱俗的达人、颇具"小资小清新气息"[2]的袁枚（字子才，1716—1797）。他们虽职业不同、所涉领域各异、禀性迥异，却都能以"纯以神行"为靶点。共同的为人做事理念，共同的医、艺追求，共同的率真、求实精神，把两人的思想、情感紧密地联系在一起，让他们成为交而不媚、往而不俗、心心相印的挚友。

薛雪非常喜欢袁枚的诗，袁枚则很欣赏薛雪的医术。在共同追求的"纯以神行"上，他们有了共同语言，在不同的"艺"中找到了思想上的交汇点，有着"自我个性"张扬的共同点，在各自的领域留痕。

有一年，袁枚在苏州逗留。邻居有一个屠夫叫王小余，患重病多日卧床不起，眼看就要不行了。这时，薛雪来了。天色已晚，薛雪就点上蜡烛先照了病人一眼，说，"病情看似不轻，但我却爱和疾病作战，试一试，有可能战胜疾病。"说着拿出一丸药捣碎，用石菖蒲挤汁调和，让力气大的轿夫，用铁筷子撬开病人的嘴巴，硬是把药给灌了下去。接着说："不必担忧，好生派人看着他，鸡叫的时候，就能苏醒过来。"事情果然如同他预言的那样。之后，病人接着又服了几剂药，病就治愈了。

1　参见《清史稿·薛雪传》。另见：清代薛雪《医经原旨·绪言》，薛雪自称"扫叶老人"。

2　见2018年5月9日《中国青年报》杨杰的文章《大清小清新》。

　　还有一年，也是在苏州，有位做厨子的人叫张庆，患了疯癫病，常把日光当作雪，而且一吃东西就腹痛欲裂，经医生多次治疗，仍未奏效。薛雪到来后，先拿起他的手，上下察看他的脸，然后说："这是冷痧病，一刮就好，不必诊脉。"接着按诊断去治疗，病人身上就出现巴掌大小的黑癍，其他症状也消失了。袁枚目睹了这一切，真正体会到薛雪诊疾、治病的神奇，更何况这些人患的还不是什么常见病、多发病呢！于是，袁枚打心里佩服他、欣赏他。一次，袁枚到薛雪处就医之后，赋诗一首《病中谢薛一瓢》赠予薛雪："十指据床扶我起，投以木瓜而已矣。咽下轻瓯梦似云，觉来两眼清如水"。这时薛雪说："我的医术就像你的诗一样，纯粹是用精神来行事。就像大家所说的那样，人们都住在屋里，而我却到了天外，追求并做到了完全的与众不同，还达到了出神入化的境界。"[1]

　　薛雪以研究、治疗温热病最有特色，与叶天士（桂）、吴瑭（鞠通）、王士雄（孟英）一起被誉为清代"温病四大家"。他"性情孤傲"，是个很有个性的人，与人交往，不以所谓利字当先。有时身份高的公卿请他出诊，他未必愿意前去诊治，而好友袁枚生病，则会不招自来，关心备至。同众多其他名医一样，薛雪也是一位"博学多通"的人，故常常能在医学上有独到的见解，在给患者治病时，也多有奇方异治，而且疗效极佳。他极少误诊，治愈率极高。薛雪虽与另一位温病学家叶天士（名桂，1667—

1　参见清代袁枚《随园诗话·卷五》，西宁：青海人民出版社，2004：67。

1746）活跃在同一个时期的医坛，但两人平生并不和睦。据《清史稿》记载，叶天士的医术家喻户晓："大江南北言医，辄以桂为宗。百余年来，私淑者众。"[1] 由于叶天士"名满天下，传闻附会也就多了起来，甚至有时涉于荒诞"[2]，几近神话。而同时期"名亚于桂"的医家那就非薛雪莫属了。

叶、薛不睦是出于妒忌，还是谁在耍大牌？责任在叶，还是在薛？相传起因是一位打更的村民因严重的浮肿先找到薛雪诊病，薛雪不知他是受蚊香毒气所致，就断言无法医治了。后来，这位村民又遇上了叶天士并得到诊治，叶给他开了方子并说，吃上几副药就会好的，不必担忧。结果，果然治愈。薛雪知道后，以为叶天士是在故意给自己难堪，一怒之下将自己的书房更名为"扫叶庄"。叶天士知道后觉得薛雪有针对自己之嫌，就把自己的书斋改名为"踏雪斋"。这一"扫"一"踏"，儒雅顿失，都是有辱斯文之举。后来，叶天士的母亲得了伤寒，薛雪知道后跟别人说，她是因为热得了伤寒，属"白虎汤"的适应证，此药性虽重，非用不可，只因她是叶的母亲而叶未敢使用。这些话传到叶天士耳里，叶认为薛说得有道理，就给母亲用了"白虎汤"，病很快治愈了。这时叶天士悟出了名医应有的大度和胸怀，也亲身感受了薛雪的善良和诊疗水平，反省了自己的过失，虚心向他求教。薛雪也用自己的方式表示愿与叶天士修好，凡见到他写的处

1　私淑：未能入室得到亲自授业的弟子。

2　参见《清史・艺术传》："叶桂，字天士……当时名满天下……"

方时，就用"击掌"来表示乐见和赞赏。双方关系由紧张到和解，再到共同抗"疫"，造福桑梓，传为佳话。

袁枚写诗主张"性灵"，以为"诗写性情，惟吾所适"（《随园诗话·卷一》），认为应该自然地、轻灵地抒写人的真情实感，反对各种对创意的束缚，力主追求新意。他淡泊名利，一生活得潇洒；他生活有品位，活得高雅；他放浪形骸，活得自在，过着"闲居时，不可一刻无古人"的名士生活，以至声名远播，上至公卿士大夫，下至引车卖浆之徒，无人不晓。甚至海外琉球也有远道来求其书者。在交往的好友中，有人是这样评价他的："君仕虽不显，而世谓百馀年来，极山林之乐，获文章之名，盖未有及君也"[1]。

"主雅客来勤"，袁枚平生喜交友、游历，"足迹造东南山水，佳处皆遍，其瑰奇幽邈，……四方士至江南，必造随园投诗文，几无虚日"。他人脉极广，"见人善，称之不容口"且"君园馆花竹水石，幽深静丽，至栋槛器具，皆精好。所以待宾客者甚盛，与人留连不倦"[2]。这其中最引人关注的是他与医家的交往与交心，特别是他扬医、护医的行为，也让我们看到了他思想和生活另一个侧面、另一种与世俗的不同。过去几千年中，"治经诸儒，未尝精究于医。……朋辈中抗心希古好学深思之士，往往汩没于考据词章之专，而于医也多不屑屑焉"（张骥《左传·秦和传补注

---

1 漆绪邦、王凯符选注《桐城派文选·姚鼐：袁随园君墓志铭并序》，合肥：安徽人民出版社，1984：201。

2 同上。

叙》)。由此可见，当时社会上乃至文人中存在鄙薄包括医术在内的技艺的陋习，而这些偏见在还有一定市场。因此，袁枚的医家情结，多少是需要一些冲破樊篱的勇气的。

袁枚是一位尚实、反对空谈心性、开风气之先的达人，这正与明末清初一场清算"虚学"弊病、大力提倡实学的思想和学术激辩相吻合。

在着眼于"经世致用"的求实精神中，除顾炎武、黄宗羲、王夫之等涵泳中国古代学术文化的大师以外，颜（元）李（塨）学派也尤为笃实，不可忽视。他们合起来就是一股"潮流"，势不可挡。他们反对不务实际的空谈，主张学以致用的学风，提倡"以用为体，以用为学"。颜元还讥讽当时"读书愈多，愈惑，审事机愈无识，办经济愈无力"的腐儒，力主培养有"实才实德之士"。颜元一生行医，鄙视"止务览医书千百卷，熟读详说，以为予国手矣，视诊脉、制药、针灸、摩砭以为术家之粗，不足学也"的人。

在变与不变的思想冲突之中，温热学派的形成始终处于一种"古方今病不相能"、"守古法不合今病"[1]、"发前人所未发"[2]的创新思维的指导下，进而提出一反传统的治疗六气所产生的疾病的思路。吴瑭提出了三焦辨证、叶天士提出了营卫气血辨证来治疗各种传染性疾病或热性病。实践证明，他们的治疗闯出了一条新

---

1 明代吴有性（字又可，1582—1652）语。有关吴有性生卒年月还有几种说法，都缺乏文献证据。见甄雪燕编著《吴有性》一书。

2 见吴瑭《温病条辨》。这是清代吴瑭对吴有性所著《温疫论》的高度评价。

路，就像"幽室一灯，中流一柱"[1]一样，超出了他们的前辈。在疾病谱改变的前提下，温热学派的先驱们不断磨砺、探究，"进与病谋，退与心谋，十阅春秋，然后有得"[2]。为抗病披荆斩棘，薛雪便是这其中的一位"大"家，一位不可或缺的斗士。

让袁枚大吃一惊的是，薛雪过世后，他的孙子薛寿鱼在寄给袁枚先生的薛雪墓志中述及先祖父生平时竟然"无一字及医"，不仅与医家不相关，还把他依托在理学家陈文恭先生一类人的讲学活动里面，说他如此如此。袁枚对薛寿鱼过分崇尚理学、蔑视医学的自贱的做法十分生气，因为他深知，如再不去干预，名医薛雪可能从此永远消失，被人为"磨灭"[3]。

让袁枚感到震惊和"悁悁而悲"的不只是一个方面。如何才能把一位温文尔雅的大文人激怒呢？首先，薛寿鱼的昏庸之处是把"天生一不朽之人""必欲推而纳之于必朽之处"的荒诞。当时袁枚看来薛寿鱼可恶的是"推而纳之"的自主行为，并非有什么外界的压力。薛雪医术的高超，是社会公认的，也是经得起历史考验的，是"不朽"的。可能在一些人眼里，只有周公和孔子才可以成为不朽的人，而袁枚以为后羿凭借射功、弈秋凭借棋力、俞跗凭借医术都可以称得上不朽。薛寿鱼已经把他的祖父开列于医林之外，"无一字及医"，连一个医生都算不上了，哪来的

1 这是清代汪廷珍在《温病条辨·叙》中对金元时期的刘完素的高度评价。据清同治九年（1870年）六安求我斋刻本。吴瑭的《温病条辨》是温病学名著之一。

2 语出清代吴瑭《温病条辨》。

3 参见清代袁枚《小仓山房诗文集·卷十九》，据"四部备要"本。

不朽，所以袁枚先生高声疾呼"自是而一瓢先生不传矣！朽矣！"

其次，薛寿鱼的愚昧是他不辨什么是荣辱、什么是伟大。在袁枚看来，不贪求名位而去实施仁爱之学的人才最伟大。哪有宁愿舍弃这种伟大而另有所求呢？薛寿鱼的愚昧不是昭然若揭吗？袁枚还一针见血地指出：官员若因为百姓交口称赞，名声自然会好，而普通人去傍高官、傍名人，想借他们的名气来求得别人的尊重，那是非常鄙陋的，也是被人瞧不起的。在路上随便找人问一问薛雪是不是名医，即使这个人凑巧是仇家，他也不会否定；如果说薛雪是位理学家，就是薛家的亲戚也会有异议。薛寿鱼的愚昧、荒唐竟如此不可理喻。

再次，袁枚还指出，薛寿鱼的无知导致他"甘舍神奇以就臭腐"的蠢行。本来薛雪一生行医，多有神奇病案记载，且"医之效立见"，是百姓眼中的健康守护神。袁枚还以自己的经历为例，说他过去生病，严重到威胁生命安全，结果到了薛雪那里，只用了很少的药物就治愈了。现如今，薛寿鱼把他列入理学家的行列，那里是否承认他的名分，还未必能说清楚，但医学界失掉一位有真才实学的名家倒是可以肯定的。

最后，是薛寿鱼的浅薄让自己失去做应做之事的机会。袁枚知道薛雪生前一定留有奇特的治疗医方、医案，而好的医方是可以拯救病人、延长世人寿命的。如果把这些宝贵的遗产整理起来并在社会上传播，给百姓带来的好处要比那些理学家的"世俗鄙言"要高出万倍，但这些都被"审事机愈无识"的薛寿鱼忽略掉了、舍弃了。

医学是什么？在袁枚的眼里，医学就是"圣学"。这也是批判薛寿鱼所拟这份墓志铭的核心观点。袁枚提出："医之为艺，尤非易言，神农始之，黄帝昌之，周公使冢宰领之，其道通于神圣。"《小仓山房诗文集·卷十九》总之，中国医学创始于古代圣贤的实践与艰辛探索，绝非某个人的突发奇想。在"通于神圣"的目标中，医学是打开仁道的一扇大门，是通向仁道不可或缺的依托，是践行仁道的"车间"，也是造福人类健康的"主力军"。一位非医的文化大咖，能把医学提到"圣学"的高度，如此高水平的认知和境界，确实值得称道，同时也证明了袁枚与薛雪的心是相通的。薛雪和袁枚，一医一诗，一道一艺，连接他们理念的是"纯以神行"的共同追求。他们曾共享过艺即仁道的有形体现的幸福，且共同探求它、呵护它。哪种技艺不是仁道的体现？如果只是表面上去应付它，就会导致仁道和技艺皆失的痛苦。这何止是袁枚和薛雪的个人体验。袁枚在给另一位名医徐大椿作传时还谈到了德和艺之间的关系，提出要"据于德而后游于艺者也"，因为"艺也者，德之精华也，德之不存，艺于何有？"只有据守道德，学艺之事才会有"宜其得心应手，驱遣鬼神"[1]的奇迹发生。若把形而上的"道"视为一个村子，那么被视为无比高尚的人的潜质"德"就是其中第一大户。"德"蕴涵于"道"之中，大德必据于大"道"。

　　需要指出的是，薛雪自号"一瓢"是颇有深意的。笔者发现袁枚在斥责薛寿鱼的信中，总共六百多字的檄文有四处用了"一瓢先生"来昵称薛雪："子之大父一瓢先生。""自是而一瓢先

1　语出清代袁枚《小仓山房诗文集·卷三十四》，"四部备要"本。

生不传矣，朽矣！""一瓢先生非名医乎？""一瓢先生其理学乎？"这里是有用意的。一则，使用薛雪的"自号"昵称足以显示两人之间关系的亲密；二则，展示薛雪的自号"一瓢"是有意涵的。"一瓢饮"原出自《论语·雍也》，是说孔子十分欣赏颜回的人品和修养。一次，孔子说：颜回，真有修养！每天都是一竹筐饭、一瓢水，住在简陋的巷子里，别人都忍受不了这种穷苦的忧愁，而颜回却仍保持他心中的快乐。多么有修养，颜回！[1] 一个安贫乐道的贤者形象跃然纸上。薛雪自号"一瓢"是否也要做到"贤哉，回也"的境界呢？那只有仁者见仁，智者见智了。无独有偶，佛经也用"弱水三千，只取一瓢。梦有万千，只梦一朝"讲了一个如何保持豁达淡然心态的故事，告诉我们：人的一生可能遇到许多美好的事情，但只要用心把握其中的一件便足矣。不必去攀比、奢求、躁动。"弱水"语出《尚书·禹贡》，是说古代河流大多滩浅水急，易造成船只搁浅。古人认为这是水太过羸弱的缘故而不能载舟，故称之为"弱水"。暗合佛经典故的自号"一瓢"，是否又暗示一生要勤勉做事、抓住机遇、处变不惊呢？

袁枚给薛寿鱼的信是一气呵成的激情之作，是融悲情（悄悄而悲也）、惜情（岂不惜哉）于一体的真性情之作。他在礼赞医学为"通于神圣"的天下一等大事的同时，也讨伐"空谈"的"虚学"。平时，袁枚可以放浪形骸，而在护医、颂医的关键时刻却

1　参见杨伯峻《论语译注·雍也篇第六》："子曰：'贤哉，回也！一箪食，一瓢饮，在陋巷，人不堪其忧，回也不改其乐。贤哉，回也！'"箪：音 dān，古代盛饭的竹器。北京：中华书局。1980：59。

当仁不让、挺身而出，斥责和揭露"学之讲无稽"的虚伪。在礼赞医学之时，袁枚突显了"生命至上"的理念，把救人一命与做"不朽之人"连在了一起。

"曲径松遮洞，岩深寺隐山。"[1] 再回首看一眼袁枚、薛雪生活的那个时代，他们的人生充满诗意，给后人留下了无尽的遐想空间，平添了一些人生如春"暖情"的乐趣。

2020 年 2 月 19 日初稿

2020 年 8 月 1 日修改

参考文献

[1] 袁枚 . 小仓山房诗文集 [M]. "四部备要"本 . 上海：中华书局 .

[2] 赵尔巽，等 . 清史稿 [M]. 北京：中华书局，1977.

---

1 清代张汝骧的诗《华盖寺》。意为：弯曲的小道上浓密的松树遮住了洞口，岩峰高耸，寺庙隐藏在连绵的崇山之中。参见清代袁枚《随园诗话·卷十四》，西宁：青海人民出版社，2004：206。

解读关键词

「杏林芳菲」 | 疾、病有别：“结草”的阴施阳报

　　“疾”与“病”常连起来作为一个词语使用，但在古代“疾”与“病”是有区别的。那时，“疾”指轻症、小病或疾病的初起阶段；而“病”则是指重症、大病或疾病发展到严重阶段。

　　据《左传·宣公十五年》记载，春秋时期晋国大夫魏武子有“疾”，就对三儿子魏颗说，他死后，一定让那位宠爱的小妾改嫁。等到魏武子病重时，又对魏颗说，他死后，一定让爱妾殉葬。魏武子死后，魏颗让那小妾改嫁了，解释说这样做是听从父亲头脑还清醒时所立下的遗嘱。可见，“疾”与“病”在程度上还是有区别的。后来，魏颗与秦将杜回交战，突然见到一位老人抓起地上的草打成结把杜回绊倒，于是活捉了杜回，大获全胜。当天夜里，魏颗做了个怪梦，梦见白天助战的老人对他说：“我就是你允许改嫁的那个女子的父亲，你执行了你父亲头脑清醒时的遗嘱，我今天助你是来报恩的。”从此以后，就有了用“结草”一词表示报恩的典故。

　　在中医学的用词中，还有许多单音词连缀成双音词使用，表达的是固定范畴的“浑言”[1]意思，虽词义稳定，但也易混淆原来单音词之间的差异。譬如，按摩、推拿、针灸、视见、呕吐、哮喘、咳嗽等都是作为单个词语使用，而实际上“按”和“摩”、“呕”和“吐”、

---

[1] 浑言：训诂学术语。浑统称说之意，同“析言”相对。

"咳"和"嗽"等之间还是有区别的。若忽略单音词"析言"¹的差异，怎能读出古人细腻的思维内涵来？

2020 年 3 月 27 日

---

1 析言：训诂学术语。分析称说之意。

第二篇 | 医家的精细艺术
——艺术仆人的医术与书法

文脉提示

医、艺同"道"，医、艺同源；"提灯女士"南丁格尔的"精细艺术论"；宋代的两件"景式万代"的医学艺术瑰宝；"医圣"傅山的才、医、艺。

医生是艺术的仆人，治疗艺术的最高职责就是治好病人，

医疗艺术乃是一切艺术之中最为卓越的艺术。

——［希腊］希波克拉底

医家参加比赛或"才艺表演"，排在前三名的大概率少不了明末清初被誉为山西名医之首的艺术之子傅山（1607—1684）。傅山多才多艺，"博学多通"，具备了中国医家诸艺加身、兼通数技的特色。他诗、文、字、画、医名噪一时，是"游于艺"的大师级的人物，其秘诀就在于读书。自古以来，国人十分重视

实用性的技艺和学问，特别是被视为《七略》之一的医学[1]，"读而不能为医者有矣，未有不读而能为医者也"（南宋·史崧《灵枢经》）。不仅如此，"乃知学不博而欲为医，难矣"（金代张从正《儒门事亲·攻里发表寒热殊途笺》）。因为医道自诞生以来就"高古渊微，上极天文"，只有掌握古代天文学的知识，才能把握"五运六气"的运作规律，熟知"天人合一"之理。还要"下穷地纪"，才能懂得药物的性味，辨"五苦六辛"；此外，更要"中悉人事"，懂得患者的心理变化、精神状态、脾气禀性乃至嗜好习俗等。总之，"医之为艺，诚难矣！"

"艺术之兴，由来尚矣"，亦即艺术的起源是很久远的事情。"先王以是决犹豫，定吉凶，审存亡，省祸福。"（《晋书·艺术传》）和我们今天以审美为主要价值取向有很大的不同，那时的艺术更具有实用性和功利色彩。随着时代的发展，艺和术有了区别，且各有所指："艺谓书、数、射、御；术谓医、方、卜、筮"。[2]

称谓是事物内涵的"外衣"。中国传统医学在晋朝时已被纳入艺术的视野，还有过"艺术"的称谓。[3]称谓的变化体现了人

1　汉代刘歆将天下的书籍共分成七大类（歆于是总群书而奏其《七略》），《方技略》是《七略》之一。略，类也。参见东汉班固《汉书·艺文志》，1959 年中华书局点校本。

2　语见《后汉书·伏湛传》："永和元年，诏无忌与议郎黄景校定中书五经、诸子百家、艺术。"李贤注："艺谓书、数、射、御，术谓医、方、卜、筮。"

3　参见宋代孙奕《履斋示儿编·文说·史体因革》："后汉为方术，魏为方伎，晋艺术焉。"

们对医学认知的巨大进步。

出生于意大利佛罗伦萨的"提灯女士"弗洛伦斯·南丁格尔（Florence Nightingale，1820—1910）也是艺多不压身。身为护士的她同时深谙数学，是当时的统计学家。当她的人生需要在家庭主妇、文学家和当时社会地位比较低下的护士三者之间做出选择时，她毅然选择了护士这一职业，并伴它一生。她把医学中的护理工作看作"最精细的艺术"。这句话道出了护理工作的真谛，也是她一生的箴言。她认为，医学除了用生物学知识之外，还要应用许多人文科学知识来为病人服务，使千差万别的人在很短时间内都能达到治疗或者康复需求的最佳身心状态，这本身就是一项"最精细的艺术"。[1] 把护理工作当作"绣花"一样精细对待，只有真正的"天使""女神"才能做到，而当时的南丁格尔就已经悟到也做到了。

欧洲的 17、18 世纪是艺术与科学在知识累积的基础上进入协同发展的关键时期。在这个过程中，艺术与科学的合成品已成为西方人文思想及文明的重要标志。

实际上，无论是在中国还是在欧洲，医术与艺术有着一种天然的密切联系，它们是哲学和文化孕育的"双胞胎"，同源共生，都是要把人间的真、善、美潜移默化地传递给服务的对象。它们都可以从哲学和科学的角度来定义自己，都拥有深邃的内涵和博大精深的文化背景。一名医生同时又是艺术家的时候，也就进入

1　参见肖青林著《医学与艺术》，青海人民出版社，2002 年，第 13 页。

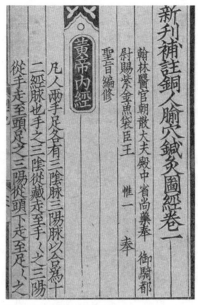

《铜人腧穴针灸图经》书影

了医学的最高境界。

宋代，有三件与中医学相关的国宝级艺术品摆在世人面前。那就是由宋代著名针灸学家、翰林医官王惟一奉诏绘制的《铜人腧穴针灸图经》（简称《图经》）和他参与设计制作的用于教学和医官考试的两座针灸铜人模型。与其说这《图经》和铜人模型是针灸学教具，不如说是实用的美术和雕塑艺术品。

宋仁宗天圣四年（1026 年），时任殿中省尚药奉御的王惟一参验了针灸的神妙道理，精心绘制了用于针灸教学、治疗的"正背左右人形"图谱，并在前后和两侧标出经络循行的路线，确定各个腧穴的位置和深浅分寸，把人体的三百五十四个穴位与十二经脉联系起来并注上穴位的名称，习用者可按图查找，非常方便。《图经》的绘制与近代的"图解"极为相似。此外，《图经》还增加了古今针灸治疗经验的汇总，订正了针灸取穴时辰的禁忌，汇集了相关的理论学说[1]。确切地说，它是医学与美术创作相结合的艺术品。

　　有些学者认为仁宗皇帝是"虚君"的楷模[2]。笔者以为，准确地说仁宗皇帝应该是位"大智若愚"的皇帝。他收到王惟一绘制并呈上的《图经》时，一方面自然是感到高兴，因为这是奉他的旨意而完成的；另一方面又感到不是十分满意，因为他还有一步棋要下。仁宗给出的理由是："传心岂如会目""著辞不若案形"，认为口传心授比不上直观了解，写在书上不如做成模型。于是他"复令创铸铜人为式"，再次传旨铸造铜人模型。可见，针灸铜人的创意还是要归功于仁宗皇帝。

　　天圣五年（1027 年）十月，"御制"的针灸铜人模型也完成了。在制作的过程中，王惟一前后经历了三次失败，在改良工艺、提高冶铜的纯度、完善整体的构思和设计等方面，经历了

1　参见宋代夏竦《铜人腧穴针灸图经·序》："殿中省尚药奉御王惟一素授禁方，尤工厉石，竭心奉诏，精意参神。定偃侧于人形，正分寸于腧募。增古今之救验，刊日相之破漏。总会诸说，勒成三篇"。清代宣统元年（1909 年）贵池刘氏玉海堂影刻金大定本。殿中省：掌皇帝饮食、服裳、车马等事。下设尚食、尚药、尚衣、尚舍、尚乘、尚辇六局。尚药奉御：医官名。

2　参见吴钩《宋——现代的拂晓时辰》，广西师范大学出版社，2015:400。虚君"是秉承典型的儒家理想""垂衣裳而天下治"之君。

种种艰辛。针灸铜人在脏腑的布局、经络的循行、穴位的精确度等方面，不仅科学性强，工艺水平也相当高。他选择精铜铸成真人大小和模样，"内分腑脏，旁注溪谷，井荣所会，孔穴所安，窍而达中，刻题于侧"[1]。铜人内部装有铜铸脏腑，表面刻有三百五十四个穴孔，标上穴位的名称。孔内装满水银，外封黄蜡，以防水银流出。应试者一针下去，若针刺正确，水银便会流出，若失其穴，就刺不进去了。整个使用过程仿真度极高。仁宗见后，赞不绝口，下令把一座放在医官院，让医生们学习参考；另一座放在宫里供鉴赏，还让史官把这件事写入史册。《图经》也"肇颁四方"，并刻石来"景式万代"，让后人仰慕并以为法式。

和王惟一相比，明末清初的傅山就没这样的好运气了。傅山生活在朝代更替的社会动荡的年代。年轻时的傅山思想是多元的，对儒、道、释等不同学派，他都能兼收并蓄。他的心智是自由的，因此心中的舞台也极大，能平等地看待各种宗教和流派的文化思潮。后来，山西最重要的教育机构"三立书院"修复，傅山作为生员入学，与一些当时最优秀的学子为伴，互相影响。这对傅山日后的政治倾向和朋友圈的形成都产生了重要而深远的影响。"近朱者赤，近墨者黑。"尤其是山西提学袁继咸那种重文章、气节的教育，对傅山的影响更是不可小视。清军入关，占领了北京，继而占领太原。傅山家境一落千丈，为了筹款从事反清复明的秘密活动，他只好变卖家产，想方设法维持生计。鲁迅先

---

1 参见宋代夏竦《铜人腧穴针灸图经·序》。清代宣统元年（1909 年）贵池刘氏玉海堂影刻金大定本。

生曾用自身的经历深刻说道:"有谁从小康之家而坠入困顿的么,我以为在这途中,大概可以看见世人的真面目!"[1]因为自古以来人情就是"锦上添花者多,而雪里送炭者少"。面对现实,傅山改名"朱衣道人",披上道袍、背起药笼、云游四方,先后去过盂县、武乡、曲沃、寿阳、平定和汾阳等地。他借助道教走上了从医之路,这也是最好的选项。这样一则可以得到一些收入,补贴家人的生活。尤其是家中年迈的老母亲时常让他挂念,正如他在诗中所云:"飞灰不奉先朝主,拜节因于老母迟。"二则通过游走行医,可以串联山西境内的反清复明的力量,一举两得。和他有同样政治主张的顾炎武就曾三次前往他的家乡去拜访他。

那么,傅山究竟跟谁学的医学知识呢?传承的又是哪个医学流派?依据史实,笔者以为,傅山学医靠的是小时候打下的国学功底。这一点对他而言是非常重要的。傅山出身书香门第,从小熟读"十三经"、诸子、史书等,十岁时受父亲影响,在医学知识方面得到了启蒙。他天资聪颖,"读书十行并下,过目则能成诵"。有一次考试前,他的哥哥傅庚为他准备了53篇范文,让他背下来,以备考试之需。有一位马姓幕友想与他比个高低。到了第二天,马姓幕友费尽力气也只背下来四五篇,而傅山早上洗漱之后开始诵读,到吃早饭的时候,已把53篇全部背完。随后马姓幕友随意点出几篇,傅山一字不差背诵下来,马姓幕友不禁赞叹说:"听闻青竹(按:傅山原字号)记忆超群,今天亲眼看到,

---

1　参见鲁迅《呐喊·自序》。

才知道名不虚传。自愧不如，佩服。"傅山听后客气地说："兄长收集的文章都是极好的文，读起来朗朗上口，所以才容易记得住。若是一些低俗文章，任再好的记性，恐怕也无用。"众人纷纷点头称赞。[1]可见少年时的傅山，才智就非同一般。谚曰："文人学医，笼中捉鸡。"傅山有了这样的人文功底和天赋，学医何难之有？

　　傅山39岁时上了五峰山，出家做了道士，拜还阳真人郭静中为师，开始学医。傅山行医，开始时主要跟师抄方，口传心授，渐渐以调理男科、妇科疾病为主。他长期以来重视"实学"，在行医中很快升华悟道，形成既重视医学基础理论、辨证论治，又重视实践操作的特色。辩证思维正是傅山的高明之处："五行火木土金水，配心肝脾肺肾，人尽知之也。然而，生中有克，克中有生，生不全生，克不全克，生畏克而不敢生，克畏生而不敢克，人未必尽知之也。"在阴阳方面，他认为："人身之阴阳，其最大者，无过气血……盖气血之至大者，在气之有余与血之不足。气有余，则阳旺而阴消；血不足，则阴旺而阳消。阳旺而阴消者，当补其血；阴旺而阳消者，当补其气；阳旺而阴消者，宜泻其气；阴旺而阳消者，宜泻其血。欲阴阳补泻之宜，视气血有

1　语出明代傅山《示子侄书》："记吾当二十上下时，读《文选》《京都》诸赋，先辨字，再点读三四，上口则略能成诵矣。戊辰会试卷出，先兄子由先生为我点定五十三篇。吾与西席马生较记性，日能多少。马生亦自负高资，穷日之力，四五篇耳。吾栉沐毕诵起，至早饭成唤食，则五十三篇上口，不爽一字。马生惊异，叹服如神。"栉：音 zhi，梳（头发）；栉沐：泛指洗漱。爽：违背；差错。西席：旧时代指幕友或私塾教师（古时主位在东，宾位在西）。

余不足而已。"（清代陈士铎《石室秘录·论气血》）这也是傅山习得的高论。在此认知的基础上，他对气血扶正的学说做出了新的贡献，指出："气无形也，血有形也，人知治血必须理气，使无形生有形，殊不知治气必须理血，使有形生无形也。但无形生有形，每在于仓皇危急之日；而有形生无形，要在于平常安适之时……。此气血之两相须而两相得也"（清代陈士铎《石室秘录·论气血》）。

此外，他还创立了肾病、肝病、脾病的新治法，包括肾病13种、肝病4种、脾病7种，都是疗效甚捷、颇受广大患者认可的治法，故民间称他为"医圣"。傅山过世后，还有人称他为"医仙"，广为传颂他的神奇医术。

大家知道，傅山尤以妇科见长，特别是他的《傅青主女科》，开了中医妇科论治的风气之先。这其中极有可能包含着他对亡妻的怀念和无力回天的愧疚。傅山结婚刚刚五年，妻子张静君就因病过世了，原先的琴瑟和鸣顿时成了过往的记忆，而他当时还不是医生，无力挽救，只留下遗憾的相思之情，挥之不去。当时有人愿以妾的名义嫁给他，也被他拒绝。"佛恩亦何在？在尔早死也。留我唯一心，从母逃穷野。不然尔尚存，患难未能舍。"[1]这首怀念亡妻的诗道出了他对佛恩的叩问，可见张静君在傅山心里是何等的有分量。傅山守着对张静君的爱过了一生，他日后专攻妇科，把对妻子的怀念又普惠给天下的广大妇女。这种悲天悯人

---

[1] 参见明代傅山《见内子静君所绣大士经》。这是傅山在一次逃难中偶见妻子所绣的一幅佛经后，有感而发，写下了的情真意切的怀念妻子的诗。

的大情怀，让人感佩！

　　傅山不仅精通妇科，在内、儿、外各科也都有很高的水准，因此在各种传记中都留下了美名。兹录如下：

　　……避居僻壤，时与村农野叟登东皋，话桑麻。或有疾病，稍出其技，辄应乎效，……凡有沉疴，遇先生，无不瘳。用药不依方书，多意为之，每以一二味取验。

　　　　　　　　　　　　　——清代刘绍攽《傅青主先生传》

　　又以余力学岐黄术，擅医之名遍山右，罔弗知者。……避居远村，惟以医术活人。登门求方者户常满，贵贱一视之，从不见有倦容。

　　　　　　　　　　　　　　——清代戴梦熊《傅征君传》

　　征君诵读余暇，精岐黄术，登门问病者络绎不绝，贵贱一视之，从无倦容，诊视如神，全活甚众。

　　　　　　　　　　　　　——清代傅莲苏《傅征君事实》

　　精岐黄术，邃于脉理，而时通以儒义，不拘拘于叔和、丹溪之言。踵门求医者户常满。贵贱一视之。

　　　　　　　　　　——清代嵇曾筠《明生员傅先生山传》

　　从后人对傅山行医的细节描述里，其仁心仁术可窥一斑而知全豹。

　　傅山的书法如同他的医术一样闻名于世。他重基础、起点高、体会深。傅山自己说过:"吾八九岁即临元常。"[1] 一个不满十岁的孩子,就临摹这样的书法"神品",只不过"不似"而已。之后,傅山所临字帖大都是名帖,包括雍容和穆的小楷名帖《黄庭经》,高古圆劲的正书杰作《孝女曹娥碑》帖,开阔纵横、柔中寓刚的《乐毅论》小楷帖,书法劲挺、近《乐毅论》的《东方朔画赞》,书法古雅、似《兰亭序》的行书名帖《洛神赋十三行》等,均为名家的作品。从临摹"无一近似者"到"略得其支离"再到"颇欲似之",最后达到临《兰亭序》后"虽不得其神情,渐欲知此技之大概矣"的境界,逐步升华。[2] 除了在字体上临摹"颇欲似之"外,在书论方面,他也体悟深刻并有创见。在对医术与艺术的认知上,他体会到了它们的相通之处。

傅山归纳道:"写字之妙,亦不过一正。然正不是板,不是死,是古法。且说人手作字,定是左下右高,背面看之皆然,对面不觉。若要左右最平,除非写时令左高右下。"可见对于写字,他切中要害。关于如何作小楷,他以临摹《黄庭经》为例指出:"作小楷须用大力,柱笔着纸,如以千金铁杖柱地。若谓小字无须重力,可以飘忽点缀而就,便于此技说梦。"若无刻苦的训练、超过常人的悟性,哪来"柱地"之说?那么,什么是书法创作

---

1 元常:疑指三国时期著名书法家钟繇(音 yáo)(字元常,151—230)。钟繇在书法方面颇有造诣,是楷书(小楷)的创始人,被后世尊为"楷书鼻祖"。王羲之等后世书法家都曾潜心钻研钟繇的书法,南朝庾肩吾将他的书法列为"上品之上"。唐代张怀瓘在《书断》中则评其书法为"神品"。《书法正传》云:"钟繇书法,高古纯朴,超妙入神。"

2 以上引文参见《傅山家训》。

傅山的书法《墨子诗经》（局部）

的佳境呢？傅山说："吾极知书法佳境……期于如此而能如此者，工也；不期如此而能如此者，天也。一行有一行之天，一字有一字之天。神至而笔至，天也；笔不至而神至，天也。至与不至，莫非天也。吾复何言？盖难言之。"（傅山《家训》）总之，只可意会，难以言表。怎样才能得到神来之笔呢？傅山认为"写字无奇巧，只有正拙"之分，"正极奇生，归于大巧若拙已矣。"

　书法家邓散木先生在《临池偶得》一书中是这样评价傅山的书法的："傅山的小楷最精，极为古拙，然不多作；一般多以草书应人求索，但他的草书也没有一点尘俗气，外表飘逸，内涵倔强，正像他的为人。"但事情还有另一面，傅山的书法留下来的确多为用于应酬的草书条幅，而"应酬书法早已存在，但在晚明人的题跋和笔记中，我们可以看到对于应酬活动越来越多的抱怨和讨论"[1]。关于这一点，当代傅山研究专家白谦慎先生又有专门的研究，说当时傅山也是不满意这种社会风气的："凡字画、诗文，皆天机浩气所发，一犯酬措请祝，编派催勒，机气远矣。无机无气，死字、死画、死诗文也。徒苦人耳"[2]。无奈的话语里透露出傅山的骨气和清醒！

"腕拙临池不会柔，锋枝秃硬独相求。公权骨力生来足，张绪风流老渐收。"[3]

对于傅山有所建树的"宁拙毋巧，宁丑毋媚，宁支离毋轻滑，宁直率毋安排"的"四宁四毋"书论[4]，学术界有两种截然相反的看法。一种认为它体现了道家的本于真性、真情的美学思想，却催生了"以丑为美"的丑派书法，甚至视傅山为"丑书"大师、

1　参见白谦慎《傅山的世界——十七世纪中国书法的嬗变·第四章文化景观的改变和草书（傅山的行草和草书）》（中译增订版），北京：生活·读书·新知三联书店，2006：274。

2　参见《傅山全书》第一册，第863—864页。

3　参见傅山自作诗《藏山用乔白岩先生韵》。张绪风流：称颂人风神脱俗，仪态不凡。张绪，三国时吴郡吴县（苏州）人，以"绪少知名，清简寡欲"著称。此典最早出自南齐武帝萧赜植蜀柳于灵和殿前，说："此柳风流可爱，似张绪当年时。"可见张绪当年风姿清雅，堪比蜀柳。后来，唐人郑谷有诗《寄左省韦起居序》云："风神何蕴藉，张绪正当年。"

4　参见明代傅山《霜红龛集·作字示儿孙》。"支离"语出《庄子·人间世》。

"扬州八怪"之父。从积极的角度看，笔者以为，法国文学大师维克多·雨果的美丑对照原则是对"四宁四毋"的最好诠释："丑就在美的旁边，畸形近于优美，粗俗藏在高尚的背后，善与恶并存，黑暗与光明相共"[1]。回过头来，再以"四宁"为例，谁说质朴老辣（宁拙）、粗野古拙（宁丑）、错落有致（宁支离）、自然天趣（宁直率）不是一种自然之美呢？另一种意见则认为，书论体现了他学书如做人、把人品与书品联系起来的明代遗民情结。白谦慎先生认为："《训子帖》中提出的'四宁四毋'，常常为后世书法家所引用，认为这代表了傅山的书法美学观点。傅山在文中提到，他年轻时醉心于赵孟頫的书法，年长后深切地意识到赵孟頫的道德问题——赵孟頫本为宋朝宗室，却在宋亡后侍奉元朝，成为'贰臣'。之后再看赵的书法，觉得他'浅俗''无骨'，便毅然回归傅氏家族世代尊奉的书家典范——颜真卿。"[2]无疑，这就是傅山的骨气："书，心画也"[3]。

傅山是一位游弋在各种艺术之海、名列"清初六大师"[4]的思想家、艺术家，世人"皆谓文不如诗，诗不如字，字不如画，画不如医，医不如人，其为人所慕如此"[5]。说他多才多艺、德艺双馨，还是名实相符的。

1　参见［法］维克多·雨果《克伦威尔·序言》。

2　参见白谦慎《傅山的世界——十七世纪中国书法的嬗变》，北京：生活·读书·新知三联书店，2006：124。

3　语出汉代扬雄《法言》卷五。书：书法。

4　被梁启超称为"清初六大师"的是傅山、顾炎武、黄宗羲、王夫之、李颙和颜元。

5　参见《清诗纪事初编》卷二。

古人有名言曰："文以气为主"，何为"气"？一百个人可能有一百种理解，在傅山而言，那一定就是为人的"气节"了。

2020 年 6 月 21 日

参考文献

[1] 白谦慎 . 傅山的世界——十七世纪中国书法的嬗变 [M]. 北京：生活·读书·新知三联书店，2006.

[2] 乔治·博尔丁，劳拉·波罗·迪安布罗西 . 艺术中的医学 [M]. 邵池，译 . 北京：中国协和医科大学出版社，2019.

解读关键词

「杏林芳菲」　　｜　医方：独特的书法天地

历来书写一张字迹漂亮、清爽的好医方，无论是毛笔字还是钢笔字，无论是楷书还是行书，都是要求中医大夫掌握的再基础不过的功夫了。医方除了记录医家对诊疾过程的缜密思考及辨证施治的"回春"过程，也透露其艺术修养。有的还成为医术的历史证物，更有出类拔萃者，医方墨迹押上压角章就成了值得珍藏的书法艺术珍品。清代山西名医傅山和沪上名医何鸿舫（1821—1889）都是留墨人间的大医家、大书法家。名医程门雪为《何鸿舫编年药方墨迹》题诗曰："每于烂漫见天真，草草方笺手自亲。不独医林仰宗匠，即论书法亦传人。"医术与书法都成了他们一生的亮点。此外，还有成千上万各具特色的古今珍贵医方流传于坊间，如民国时期浙江名医丁甘仁的弟子、画家诸乐三为凌左所开处方，民国医学家、书法家陆维钊为柯重威师所开五剂的处方，"北京四大名医"之一的施今墨的毛笔处方笺等，不仅都是研究治疗史的珍贵档案，在书法造诣上也达到了上品的水平。

2005 年，笔者与硕士研究生江山女士共同完成"为中医学留字"的课题，成果包括一张医方和一篇自我小传的软笔、硬笔的文字作品。现在回头看，当时留下的文字，很多已成"绝唱"。

星移斗转，日积月累，医方还成了样式独特的书法天地。首先，医方的书写人意在疗病，思虑的是药物配伍、医方中的（zhòng dì），而较少追求整体谋篇、错落、奇巧等书艺；其次，受篇幅所限，以小楷为主，不能恣肆泼墨；再次，医方实用性强，古人历来提倡"字期清爽，药期共晓"[1]。相较专攻书法之人，医者书写时处处受限，字迹进入佳境者，全靠神至笔至，自然天成。

2020 年 7 月 14 日

1　见清代顾铭照《书方宜人共识说》："可否相约同人，凡书方案，字期清爽，药期共晓。"

第四篇 | 风俗中的医人情
——揭开"医学人情"的面纱

文脉提示

浇灌民风、民俗之根的文化因子；戳穿伪科学习俗的文学家柳宗元；面子、命运和人情；人情与仁爱；人情背后的面子观；从忌讳到避讳。

目击世趋，方知治乱之关，必在人心风俗，

而所以转移人心，整顿风俗，则教化纪纲为不可阙焉。

——《亭林文集》卷四《与人书（九）》

顾炎武先生是研究风俗的大师。他认为，"风俗者，天下之大事"，主张"论世"必"考其风俗"[1]。换句话说，通过"风俗"的考察，就可以知道民风了。或儒雅，或彪悍，或尚朴，民风的形成与民俗、礼仪、社会层级、文化环境密切相关。

研究、重视医疗关系中民俗的大师应首推与顾炎武同时代的民间医学家李中梓。他依据《黄帝内经》的不要违背病人的病情之意，展开所含的"病人之情""旁人之情""医人之情"三个方面的常情，予以剖析、归纳，得出哪些是必须照顾的"人情"，哪些是不可迁就的"人情"，警示人们不要被民风中的"陋习"所困扰。病人、旁人、医人的人情其实就是民风、民俗里高层级的情感支配因素。李中梓可以说是抓住了风俗之根，揭开了"人情"面纱下医家必须懂得的"照顾"与"不迁就"两种人文心理[2]，诚如希波克拉底所说，了解病人是什么人比了解他生什么病更重要《希波克拉底全集·论可贵的品行》。在这个意义上讲，医学就是人学。

顾炎武认为，"风俗"一词范围至广，而李中梓以为，"人情之详""尚多难尽"。人情里深藏着风俗，风俗支配着人情。风俗各有不同，人情也是多样。人情是风俗的黏合剂，风俗是人情的深根。风俗的升华和固化，形成礼仪，亦即风俗的高层级形态，

1 "罗仲素曰：'教化者，朝廷之先务；廉耻者，士人之美节；风俗者，天下之大事。朝廷有教化，则士人有廉耻；士人有廉耻，则天下有风俗。'"见清代黄汝成《日知录集释》，长沙：岳麓书社，1994：481。

2 参见明代李中梓《医宗必读·卷一》，明崇祯十年（1637年）刊本。

进而形成一种打上民族印记的文化。风俗既然是长期社会生活经验积累而成的，就一定受民族情绪、社会心理的影响，且一旦形成，就很难改变。这也是"移风易俗"难以实现的原因。风俗是适应现实社会环境和历史条件而产生的，最大特点是"公认"和"风行"，传播力强。

每一种民风、民俗都有着它的文化深根。纵观历史，浇灌民风、民俗之根的中国文化大约有这么几个影响因子。

（1）礼仪之邦的文化传承。中国最早记载上古礼仪制度的典籍"三礼"（《周礼》《仪礼》《礼记》）中，《仪礼》对衣、食、住、行和婚、丧、嫁、娶的礼仪细节都做了详细的记载，所以才有了"人无礼则不生，事无礼则不成，国家无礼则不宁"（荀子语）、"博学于文，约之以礼""不学礼，无以立""非礼勿视，非礼勿听，非礼勿言，非礼勿动"（孔子语），以及"礼多人不怪"等耳熟能详的名言与民谚，"礼尚往来""彬彬有礼""相敬如宾""礼为情貌""繁文缛节"等与"礼"相关的成语。在很长一段时期里，中国是以农业文明为本的宗法社会。大量的礼仪制度体现在乡规民约之中，乡绅治理的社会结构使这些仪礼、礼规得以在基层贯彻，管理着一方的民风、民俗。比如，陈忠实的小说《白鹿原》就从一个侧面真实地再现了乡绅治理下那片土地上的风俗、民风。此外，"家训"传统，如《颜氏家训》《朱子家训》《弟子规》等，足以垂范立训、启悟来世。总之，礼仪文化渗透了中国人生活的方方面面，对民风、民俗的形成发挥了决定性作用。

（2）以儒家思想为主体的文化传承。有人依据中国读书人所具有的"儒雅"风度断定中国人信的是"儒教"。殊不知，"儒学"变成"儒教"要有完整的教规，而儒学没有，因为"孔子是现实主义者，……孔子是实证主义者，……孔子是人本主义者"[1]。在两千多年来，儒学在不断前行，充实自己，形成新儒学。此外，还有人以中国到处矗立有佛教寺庙而断言中国人大多信奉佛教。"释源"的另一个"祖庭"白马寺建在洛阳，到寺庙里来烧香磕头的，大多只不过是"临时抱佛脚"而已，离开后仍然"酒肉穿肠过"，既不会尊奉出家人的戒律和禁忌，也不诵念经文。因此，真正意义上的佛教信众并不多。

"子不语怪、力、乱、神。"两千多年来作为中国社会主流思想的儒家思想倡导不要谈论那些怪异的、强力的、悖乱的、神道的事情[2]。这一点和其他很多国家"宗教是社会基础"的认知不同，风俗自然也就不一样。

（3）传统而包容的文化心理。中华民族是重传统、能包容的民族。祖先崇拜深入人心，兼收并蓄，充满文化自信。因此，国人往往尚古多于求新，求实多于激进，现实多于理想。对旧事物常恋恋不舍，而接受新事物时容易求全责备。不过，这种传统又有极强的包容性。它有完整的哲学体系和适应本民族的生活逻辑，可以同化任何外来文化。实际上，中华民族展现出的多样性风俗和习俗特点，就是长期民族融合而形成的。

祖先崇拜、慎终追远这种民族情感更是在中国传统的春节、

1　参见林语堂著，郝志东、沈益洪译，《中国人》，学林出版社，1994 年 12 月第 1 版，第 113 页。

2　参见钱穆《论语新解·上编·述而第七》："子不语怪、力、乱、神。"白话为笔者试译。北京：生活·读书·新知三联书店，2002：183。

清明节、重阳节等节日文化里，得到了充分的表达和传递，代代相传、历久不衰。这些节日是家族乃至民族凝聚力的文化源泉。

（4）信奉多神灵的文化传统。在民俗中，中国人崇拜的神灵有很多。行业有行业的神，如药神、海神（妈祖）、喜神（戏剧界）等；生活有生活的神，如门神、灶王神、火神、土地神等；各个学派也有自己崇拜的神，如儒家尊奉孔圣。总之，这些神完全可以构成一个庞大的神祇谱系。

史前时期，我们的先人就开始以岩刻和岩画的形式描绘当时的生活场景和原始崇拜及追求。在内蒙古发现的阴山岩画表现的就是太阳崇拜；遍布新疆地区的岩刻和岩画，除表现当时人们的生活外，还表达了他们对壮大自己民族的期盼。这些都为日后本地区的神灵崇拜和供奉溯源留下了最早的印记。

多神灵的信奉首先体现了中华民族的英雄崇拜情结，如商界对关羽的崇拜和供奉、茶农对陆羽的崇拜和供奉、工匠对鲁班的崇拜和供奉。其次，中华民族也是很务实的，有什么需求就有什么崇拜，需求什么就供奉什么，对福（岁星）、禄（文曲星）、寿（寿星）三星的崇拜表达的就是人们的企盼。再次，中华民族也是非常懂得心理暗示和心灵抚慰的作用的。比如，鲁迅笔下的祥林嫂在柳妈的诱导下去土地庙捐了一条门槛，以寻得心灵上的解脱和安宁。

了解了以上这些影响因子就等于掌握了打开民间风俗、习俗的钥匙。本来世上似是而非的事物有很多，民谚、民俗难免有以讹传讹的不科学、非理性的东西混入其中。比如，流传甚广的"吃什么，补什么"的说法其实没有什么科学依据，但至今还有人半信半疑。可见，科学素养的提高绝非一日之功。

唐代著名文学家柳宗元就曾戳穿一个荒谬的伪科学流言："土之所出乃良，无不可。"事情发生在柳宗元的姐夫崔简身上。当时许多人有服食药物养生的习惯，特别是认为服食一种叫石钟乳的药物[1]可以使血气旺盛、皮肤细嫩、脉络通畅，同时滋生胃津、通彻肠道，使人心意平和、健康长寿。而崔简服食之后却产生了相反的效果，时时感到烦闷不适，为此他两次给柳宗元写信。在第一封信里，崔简把所食钟乳石的样品一并寄给了柳宗元，请他鉴别。柳宗元收到石钟乳样品后，大吃一惊，果断提出崔简所服食的石钟乳品质不佳（非良），还说因为他是没有得到那种纯粹而优质的品种（未得其粹美）才产生不适。出于对崔简身体的担忧，柳宗元毫无保留地直言相告、恳切地加以劝说，但崔简是个固执的人，坚持"土之所出乃良，无不可"的说法。柳宗元在回应崔简的第二封来信时就"火力"全开了。他从普及有关石钟乳的药物知识入手，告知如何从精粗、疏密来鉴别钟乳石的功用和优劣，紧接着从"竹箭"等八物、"晨饮其羊"等五事和丹砂等六种药物的鉴别为例，从多个角度批驳了"土之所出乃良，无不可"这个说法。所举之例通俗而明了，行文"雄深雅健"[2]，充满激情，一席话说得尤为犀利。

1　参见明代李时珍《本草纲目（上册）·石部第九卷》："自唐时太平日久，膏粱之家惑于方士服食致长生之说，以石药体浓气浓，习以成俗，迨宋至今，犹未已也。斯民何辜，受此气悍之祸而莫之能救，哀哉！"北京：人民卫生出版社，1982：564。

2　雄深雅健：语见唐代刘禹锡《河东先生集·序》："子厚之丧，昌黎韩退之志其墓，且以书来吊曰：'哀哉，若人之不淑！吾尝评其文，雄深雅健似司马子长，崔、蔡不足多也。'"

尽管柳宗元"勤勤以云""非以知药石，角技能""姑胜务人而夸辩博"[1]，崔简还是违背了"浮言当忌"的常识，走到了"临涯已晚"的地步，并于元和七年（812年）"病疡且乱，故不承于初"而亡[2]，成为史上盲目进补养生而丧命的负面例子。

病人求医时的心态往往因身份不同而不同。关于这一点李中梓就专门撰文，表述了他的观察："富者多任性而禁戒勿遵，贵者多自尊而骄恣悖理"[3]。这说的不就是当年的崔简吗？

在古代，中国是自给自足的以自然经济为特色的农业国家，和它相适应的是以家族为基础的宗法社会；家是社会的细胞，亲情是维系家族关系的黏合剂。因此林语堂先生说："面子、命运和人情是统治中国的三女神。"中国社会是人情味儿极其浓厚的社会，人情渗透到社会关系的各个方面。

李中梓是位观察细致、知识全面、对患者极其负责任的好医生。他把就医时发生的三种人之常情，即病人之情、旁人之情、医人之情归纳为"有必不可迁就之病情，而复有不得不迁就之人情"两大类。这就是那个时代最深刻的领悟。

那么，李中梓列举的医学人情为什么必须要"迁就"呢？医学人情又是从哪里来的呢？首先得从中医学的文化基础说起。

---

1 意为"恳切地加以劝说""不是凭借已知的药石知识（来跟您）较量高低的""姑且求得胜过他人来夸耀自己知识的广博"。

2 语见唐代柳宗元《崔君权厝志》："后饵五石，病疡且乱，故不承于初"。又见于宋代世彩堂刻本《河东先生集》注："简始以文雅清秀见称，后饵玉石，药易且乱，故不承于初。……元和七年正月二十六日卒。"易：改变了原先的面貌。承：接续。

3 语见明代李中梓《医宗必读·卷一》，明崇祯十年（1637年）刊本。

人类所有医学的"基因"都是仁爱，古今中外都不例外。尤其是自我们的圣人提出"仁爱"的概念以来，"亲亲而仁民，仁民而爱物"[1]的情怀就弥漫在整个社会，从"亲"到"民"、从"民"到"物"，这就是儒家理想的社会生态。仁爱思想惠及万物，对中医学的影响尤其深刻。诚如朱震亨所言，读书人若能够精通医学，把爱己的仁爱之心推及众人，即便未能出仕，也如同出仕[2]。他的话代表了大多数医家的心声。

唐代文学家沈亚之笔下的郭常就是一位不慕钱财、处处为患者着想的医家。郭常是今江西上饶地区的人，以医为业。当时的饶河，水上运输十分便利，从波斯等地来的客商十分繁多。一次，一位商人突发疾病，十分危急，经过几个大夫的治疗，均未见效，只好去请郭常诊治，许诺若能治愈，当付酬金五十万。月余，商人病愈，要赠送一些财物给郭常，郭常没有接受，引起了商人的误解，以为是钱财给少了。郭常是位"以直得信"的好医生，便直率地告诉了他少收取钱财的缘由，但其他人却认为这是郭常的一种欺诈手段，予以责备。郭常没有理会，反而在想，这些商人整天"希售榷买，计量于毫铢之间"[3]，如果乘人之危，"暴夺"他们的钱财，定会让他们产生怨恨情

1　语出《孟子·卷十三》。见杨伯峻《孟子译注》，北京：中华书局，1960：322。

2　参见元代戴良《九灵山房集·卷十》："及闻文懿之言，即慨然曰：'士苟精一艺，以推及物之仁，虽不仕于时，犹仕也。'"见四部丛刊初编缩印本。

3　希售榷买：语出唐代沈亚之《沈下贤文集·卷四》，以"四部丛刊"本为底本，参校《文苑英华》，篇名依《文苑英华》。希售榷买：整体买进，分散卖出。榷：音 què，专利，专卖。

绪，郁闷之气就会给他们体内造成伤害，那时就救不了了。他们生病有难时，找到我，我给他们治愈了，再为一点小利让他们郁闷而死，这是残忍到连神灵都敢欺骗的行为！这种换位思考的大仁大义不正是医生应该"迁就"的"病人之情"吗？

总之，仁爱离不开人情，人情更需要仁爱，只有有仁爱的人情，才是有价值的人情，这也是中医学的"基因"。

其次，医学人情也来自人情背后的面子观。民俗中的"脸面""情面""场面"这"三面"概括了生活里最常见、最躲不开的几个面子。李中梓所归纳的"病人之情""旁人之情""医人之情"也多有面子问题混入其中。"病人之情"中，"性好吉者危言见非，意多忧者慰安云伪；未信者忠告难行，善疑者深言则忌"[1]。更有甚者，"讳疾不言，有隐情难告，甚而故隐病状"。无论是责难直言的人还是忌讳医生坦率的言语，无论是把安慰自己的话当作虚假还是难以奉行别人的忠告，乃至隐瞒疾病、避谈病情，背后似乎都有面子作祟。

至于"旁人之情"与"医人之情"，一些"旁人"和"医人"则更加露骨地显示自己丑陋的面子观。旁人中的"或兴无本之言，而医理何曾梦见？""或执肤浅之见，头痛者救头，脚痛者救脚，而孰本孰标谁知？"医人中的"或求营上荐，或不邀自赴""有腹无藏墨，诡言神授，目不识丁，假托秘传"，如此种种，都是为了"买"个面子而为。总之，所谓不能"迁就"的"陋习"背后大多都有"面子"在作怪。

1　语见明代李中梓《医宗必读·卷一》，明崇祯十年（1637年）刊本。

再次，礼仪文化和泛神灵崇拜又导致了一些忌讳习俗，而各种忌讳汇聚成避讳文化，甚至还催生出看风水这个行业。尤其是在传统的节日或特定领域，忌讳乃至避讳文化就会大显神通，成为无形的规则。例如，在正月里是忌讳买鞋的，因为"鞋"与"邪"谐音；在庭院和村头，大家都不喜欢种植桑树，因为"桑"与"丧"谐音，寓意不祥。医药行业忌讳就更多了，俗有"医不叩门，有请才行"，开药方时有"开单不开双"等说法。而避讳最多、变化最大的要数中药里的山药了。山药是食材，也是药材。它原名"薯蓣"，唐代时，李豫做了皇帝，因"豫"与"蓣"谐音，"薯蓣"更名为"薯药"。谁知到了宋代，英宗皇帝叫赵曙，"曙"与"薯"谐音，"薯药"改名为"山药"，沿用至今。经过两次更名，"薯蓣"则完全消失[1]。

在约定俗成中，避讳文化成了生活的规则和礼仪的一部分，又有谁不希望去讨一个"好彩头"呢？因此，我们需要揭开"医学人情"的面纱，去理性地处置医患关系。

人情只不过是一种情绪、情欲、情分的表达和宣泄，是人所喜好的漂亮外套，但它的文化之根早已深潜在普通民众之中。

2020 年 5 月 3 日初稿
2020 年 8 月 10 日修改

1　参见明代李时珍《本草纲目（下册）·菜部第二十七卷》，北京：人民卫生出版社，1982：1676。

参考文献

林语堂.吾国与吾民 [M]. 黄嘉德，译.西安：陕西师范大学出版社，2006.

「解读关键词

「**杏林芳菲**」 ｜ 铃医：民间医生的标配

　　根据治疗对象的不同，中国古代的医生可区分为"御医"和"民间医生"两大类，而后者占大多数。根据行医方式的不同，民间医生又可以进一步分为"坐堂医"和"走方医"两种。有史料记载最早的民间医生是大名鼎鼎的秦越人扁鹊，他行医时"随俗为变"，根据不同地域、不同病种的需求而改变行医的科目[1]。用今天的话来说，民间医生大多是"全科医生"。针对他们行医方式和特点，不知何时起，百姓又俗称他们为"铃医"。所谓"铃医"，是指他们行医时，一手拿串铃，一手拿招牌，背着药箱，走街串巷，用铃声招揽生意。串铃是用铁制作的，形如环盂，中间是空的，放置几粒铁丸，摇动时哗哗作响。百姓只要听到这种铃声，便知有医生到来。历代"铃医"中，不乏名医、"大家"。南宋人张杲在《医说》一书中就记载：欧阳修曾患严重的泄泻，几乎气绝，国医束手无策，还是从走方医那里得到医方才治愈的。宋徽宗的宠妃患咳嗽，彻夜不寐，面肿如盘，国医李防御久治无效，后向走方医求得医方，治好她的咳嗽，才保住了自己的入内医官之职[2]。《红楼梦》第 98 回也记载过贾宝玉请铃医诊病的经历。系统介绍铃医的是清代医药学家赵学敏，他

1　见司马迁《史记·扁鹊仓公列传》，1959 年中华书局点校本。

2　分别参见南宋张杲《医说·卷六》与《医说·卷四》。另参见清代赵学敏《串雅·序》："昔欧阳子暴利几绝，乞药于牛医；李防御治嗽得官，传方于下走。"

专门编著了一部叫《串雅》的书，为民间医生正名，总结出铃医有
"贱""验""便"的行医特色，影响最大[1]。

2020 年 3 月 5 日

1　见清代赵学敏《串雅内编·绪论》："走医有三字诀：一曰贱，药物不取贵也。二
　　曰验，以下咽即能去病也。三曰便，山林僻邑仓卒即有。能守此三字之要者，便
　　是此中之杰出者矣。"光绪十四年（1888 年）榆园刊本。

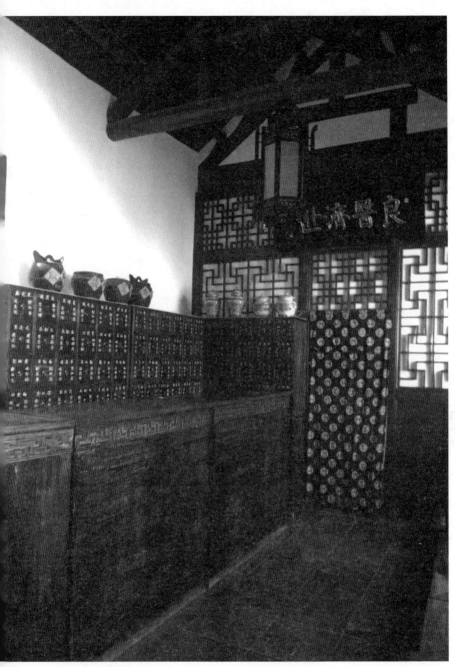

中药铺一角

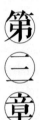

导 读 ｜ 中西医学的文化对话

　　著名史学家陈寅恪先生在对中国文化史的研究中发现一个通则，即有些事物"虽似相反而实足以相成"，对于外来优秀文化"无不尽量吸收，然仍不忘其本来民族之地位"[1]。这种开放的态度对于希望读懂明清以来中外文化交往史的人来说，是极有启发的。中西文化交汇的高峰期也是不同文化激荡、融合的时期。以中西医学的文化对话为题，可以呈现这个大变局里许多有特色的故事。

　　（一）中医学在这段时期里，吸收西医学的意愿要强于排斥，故出现了自费或政府派遣到国外学医的安排[2]。李鸿章于光绪七年（1881 年）在天津创办西医医学馆（后改称"海军医学堂"），光绪二十六年（1900 年）因故停办，光绪二十八年（1902 年）袁

1　参见陈寅恪《金明馆丛稿二编》《冯友兰〈中国哲学史下册〉审查报告》，生活·读书·新知三联书店，2001 年，第 282 页。

2　参见史仲序《中国医学史·第六章》"中国人到外国去学医，当以清代黄宽为开端。""黄宽是自费留学习医的。此外，还有政府派遣出国去习医的。"台北：正中书局，1984 年。另见容阂《西学东渐记》、陈邦贤《中国医学史》"黄宽"条。

世凯使其恢复办学并更名为"北洋军医学堂"。这些虽都是为洋务运动和军队现代发展的配套之举，但也附和了当时一些著名医家提出的"治医者不当以《内经》为止境"（恽铁樵《群经见智录》）的主张，促使中国医学进入与西方医学汇通的时期。其实他们的目的并不是否定中医学，而是吸收彼之长处，衷中参西，实现发展中医学之目的。这种文化自信的胆识值得钦佩！随着西方宗教在中国的传播，传教士把宗教和西医一并带入中国。尤其是在沿海各地，西医院像雨后春笋般涌现。中西医汇通中，搏击风浪的弄潮儿，纷纷站在了时代大浪的潮头。

（二）在中西医文化汇通中，尤其是深度的文化交融和碰撞中，中医学无论是外传中学，还是吸纳西学，都呈现出强大底蕴及吸纳、消化外来文化的超强能力。清人邱熺在把牛痘接种法传入中国时的"汇通"智慧，就是典型的范例。

中西医学汇通既有"西学东渐"，也有"东学西传"。明清时期，随着中外交通的便利，中西文化汇通的频次加快，西医学最早传入的多为生理、解剖类的医书。另一方面，清初，中国的脉学、针灸、药物和中医理论书籍开始陆续在西方出版。

在汇通中，中医吸纳了西医学的某些长处；同样，西方也在改变着对中医学的传统偏见，开始审视自己过去的孤陋和误解。当代英国学者李约瑟先生说："今天很多人一想到中医，就凭空认为它只是一种土医，是古怪而又相当落伍的东西，是毫无意义的古董。事实上，以这样的态度来看它，完全错了。我们应当说，它是一种极为伟大的文化产物。"[1] 以针灸术为例。金代著名针灸学家窦杰（字汉卿，1196—1280）曾说过："拯救之法，妙用者针。劫病之功，莫捷于针灸。故《素问》诸书，为之首载。缓、和、扁、华，俱以此称神医。盖一针中穴，病者应手而起，诚医家之所先也。"只可惜后来"此道渐坠"[2]，"礼失而求诸野"[3] 了。

（三）以中国医学"人痘"法防疫对人类健康的贡献及其与"牛痘"法防疫接力跑为例。中西医学之间汇通和对话，合作多于争斗，朝着开创"新医学"迈出了一步。

汇通的结果直接导致了中西医学的比较认识，在中医学界引起广泛的兴趣。有学者指出：中医"精于穷理，而拙于格物"，但又"信理太过，而或涉于虚"。西医"长于格物，而短于穷理"，但又"逐物太过，而或涉于固"。因此中西医学"各有是非，不能偏主"[4]。总之，"论医，戒偏戒杂。谓古医'和缓'命名，可通其意"[5]。这些对中西医学的比较和评判源自多年的医疗实践，因

---

1 参见 [英] 李约瑟（Joseph Needham）著《中国的科学与文明》（又名《中国科学技术史》）。

2 语出金代窦杰《标幽赋》。参见明代朱橚等编《普济方》卷四〇九。据 1959 年人民卫生出版社本。

3 见东汉班固《汉书·艺文志·诸子略》："仲尼有言：'礼失而求诸野'。方今去圣久远，道术缺废，无所更索，彼九家者，不犹愈于野乎！若能修六艺之术，而观此九家之言，舍短取长，则可以通万方之略矣"。

4 语出清代朱沛文《中西脏腑图像合纂》，光绪二十三年（1897 年）宏文阁石印本。

5 语出《清史·艺术传·费伯雄》。"和缓"原指春秋秦国名医医和、医缓（参见《左传·成公十年》《左传·昭公元年》，"十三经注疏"本），此处又作双音词"和缓"，一语双关。

此既中肯，又高度概括。

　　基于以上认识，在这个板块里，笔者选取了中西医学较早交汇的分支也是医学最基础的生理解剖学为切入点，为率先迈入现代医学门槛、勇敢求真的王清任喝彩，为中外合作抗疫的"人痘"法和"牛痘"法及其医学家们喝彩，为"元气理论"的新思考喝彩，为让古老的针灸术再现辉煌的科学家们喝彩……

　　"和而不同"一词出自《论语·子路》，本来是表示人际交往中的君子行为，即心是和谐的，而看法可以各异。这是需要有胸襟和情怀的。然则，随着跨文化研究的深入，随着世界变成"地球村"，这句成语的生命力越发彰显，为越来越多的人所理解和接受。它不再仅仅适用于人际交往。"不同"才会有多样的统一，"不同"才有"美美与共"的基础，"不同"才有"百花"盛开、花影摇曳。

　　"旧史皆详于政事，而略于文化。"[1] 而文化恰恰是表现民族自尊感的软实力，也是当今世界最受重视的那部分。发掘中医学里的文化软实力利国利民，我们任重道远。

2020 年 3 月 31 日

1　语出梁启超《中国近三百年学术史》，中国书店出版社，1985：290。

第一篇 ｜ "故叛经文" 的 "访验"
——跨过现代医学门槛的仁心

文脉提示

医学史上"仁之至哉"的创新者；把坟场当作"医林改错"天然试验室的王清任；追索人体横膈膜生理形态四十年的科学求实精神；"西学东渐"的催生作用和画坛大师达·芬奇对解剖学的巨大贡献；跨过解剖学门槛的"清夜钟鸣"。

> 窃叹此书之作，直翻千百年旧案，正其谬误，决其瑕疵，
>
> 为希世之宝也，岂非术之精而仁之至哉！
>
> ——《医林改错》张润坡序

世上有谁能够用毕生精力顶着"故叛经文"的舆论压力验证人体脏腑的分布？为了让后世医家"一见此图，胸中雪亮，眼底光明，临症有所遵循，不致南辕北辙，出言含混，病或少失"，清代著名解剖学家、医学家王清任（字勋臣，1768—1831）用仁

心交出了一份优秀的答卷。王清任留下的足迹是坚实的。

嘉庆二年（1797 年），王清任刚进入而立之年。四月上旬的一天，他出游到了今河北省滦州的稻地镇，当时那里正在流行瘟疫，很多儿童染上了痘疹和痢疾，病死率高达百分之八九十。有些贫穷的人家，只好用席子代替棺木掩埋。当地还有一个陋习，夭折儿童的尸体不能深埋，好让野狗早点儿去食用，让其早日投胎转世。这样一来，在很多墓园里，到处是开膛破肚的尸体。凡经过的人都是掩面捂鼻匆匆而过。王清任却想到，古人绘制的脏腑图像有错误，根本的原因是未能亲眼去观察实际的脏腑，这坟场不就是一个天然实验室吗？一想到此，他决心亲赴墓地，亲眼看看脏腑位置究竟是怎样的，以便绘制出真实的脏腑图。科学和理性战胜了本能的厌恶和恐惧，于是，每天从早上开始，坟场就成了他的天然实验室。走进这个"实验室"后，他仔细观察、比对，再绘成图像。在如此恶劣的条件下，他坚持连续观察了十天，最终发现，过去医书里的脏腑图形与人的真实脏腑根本不吻合，甚至连数量都不符。

在观察过程中，王清任感到最难察看但也最紧要的地方就是胸、腹腔之间横膈膜的部位及形态。在寻求答案的过程中，"横膈膜的部位究竟是在心之上还是心之下""形态是斜还是正"等疑问一直萦绕在他的脑海。然而横膈膜却很薄、极易破坏，很难见到完整的。他最终也未能获取到有价值的横膈膜样本。追索横膈膜位置和形态真相的念头挥之不去。

三十二年后的道光九年（1829 年），事情终于出现了转机。有一恒姓大户人家请王清任到家里去诊病。其间交谈时主人提到有一位叫恒敬公的本家，任职江宁布政使司之前曾镇守喀什噶尔，看过许多被处死者的尸体，对横膈膜的位置、形态等了解得极为详细。说者无意，听者有心。王清任听到后，迫不及待地前往叩拜恒敬公老先生，讨教横膈膜的形态一事。恒敬公了解到王清任几十年来对此事孜孜以求的坚定态度，被他求真、求实的执着所感动，于是毫无保留地向他描述了横膈膜的生理形状。至此，王清任终于弄清楚全部的脏腑位置、形态，并绘成全图，夙愿终于实现。

那么，王清任为什么非要冒着"故叛经文"的指责、甘愿忍受恶劣的条件、不顾艰险去重新绘制脏腑图像呢？难道只是为了"炫奇"而"立异"吗？依据中医学文献记载，究其原因大概有三：

其一，先前的脏腑图"汉魏以来，医家所习见"，却跟真实的人体脏腑解剖图大相径庭。针对这种情况，先哲们在对待前辈的遗产时并非一味因循守旧，而是有所创新的。他们遵循"读古人书，学贵有疑，不疑不悟；大疑，大悟，不疑不足以信古"，凭"破疑即是悟"[1]的理念做事。王清任正是这样一位敢于让思想冲破牢笼的医家，求新、求变、求真是他一生为人、为医的追求，再加上他坚忍不拔的求实精神，他一生从医的轨迹步步都走在创新之路上。面对古人所绘的脏腑图，他大胆提出自己的质疑，"尝阅古人脏腑论及所绘之图，立言处处自相矛盾"[2]，接着分

1　明代李贽语。见《观音问》。

2　见清代王清任《医林改错·脏腑记叙》，三槐堂本，1830年初刻。

别列举了脾脏的特点及心与意、志、思、虑、智的关系，深感旧图自相矛盾、含混不清，以及后人在评议、辩驳旧图时的种种不妥。其实，古人所绘的脏腑图像本不是解剖学意义上的人体脏腑位置图，而是按照中医学理论所做的一种功能性的描绘。两者的理念和出发点完全不一致。比如，《黄帝内经》对肝、心、脾、肺、肾五脏的功能是这样论述的：

"肝生筋，筋生心，肝主目"，就是说，肝血能够养筋，肝在五行中属木，木能生火，所以筋又能养心，肝气上通于目。

"心生血，血生脾，心主舌"，就是说，心能够生血，血足能够养脾，由于火生土，心气关联于舌。

"脾生肉，肉生肺，脾主口"，就是说，脾气能够滋养肌肉，肌肉强壮，能够使肺气充实，由于土生金，脾气关联于口。

"肺生皮毛，皮毛生肾，肺主鼻"，就是说，肺气能够滋养皮毛，皮毛润泽又能滋生肾水，由于金生水，肺气关联于鼻。

"肾生骨髓，髓生肝，肾主耳"，就是说，肾气能滋长骨髓，骨髓充实，又能养肝，肾气与耳有关联。

这就是中医学五行（五脏）相生相克关系的主要理论依据，在这种理论指导下绘制的脏腑图，显然与现代以实体为对象的人体解剖图是不同的。它们是在两个不同的理论目标下的产物。

其二，王清任重新绘制脏腑图的催生素应该是西学东渐。外国传教士以医为媒介传播西方的文化，促使他重新审视古代脏腑图，起重新绘制新脏腑图之念。"西方科学技术最初是通过基督教会的传教士们传入中国的"，西医学紧跟其后也像潮涌一样进入中国，因为传教士们懂得"最善之法莫若以学术收揽人心"。其中影响较大的有 1582 年来华的意大利人利玛窦（Matteo

Ricci）、1613 年来华的意大利人艾儒略（Giulio Aleni）、1659 年来华的比利时人南怀仁（Ferdinand Verbiest）、1662 年来华的德国人汤若望（Adam Schall von Bell）等。这些人多为饱学之士，有着多个学科专长的优势，科学素养较高，或精通汉语，或粗知中华文化与习俗，有着极强的交际、沟通能力和知识传播能力。在解剖学领域，汤若望、邓玉函（Johann Schreck）等人就把《泰西人身说概》（*Outline of Western Theories of the Human Body*）和《人身图说》（*Universal Anatomy of the Human Body*）等西方医学著作译成汉语，介绍给中国人。同时，这些书籍也是最早传入我国的生理解剖学书籍，对我国的传统医学产生巨大的冲击。17 世纪末，法国人巴多明（Dominique Parrenin）把法国人皮里（Pierre Kamina）所著的法文版《人体解剖学图谱》（*Atlas D'anatomie Humaine*）翻译成满文，定名为《钦定格体全录》。料想，当时王清任读过这些书籍，有了"自恨著书不明脏腑，岂不是痴人说梦；治病不明脏腑，何异于盲子夜行"[1]的见解和反省。

对比闭门造车，互通有无是学习的好方法之一。为认识人体解剖学在现代医学里的基础价值，扩展相关知识的视野和宽度，我们需要追溯它的演进过程，追踪它的发展足迹，特别是要了解西方在这方面做出过划时代贡献的几位"大"家。

最有成就、知名度最高的解剖学家当推意大利人蒙迪诺·德·卢齐（Mondino De' Luzzi）。他的《解剖学》（*Anathomia*

---

1 见清代王清任《医林改错·脏腑记叙》，三槐堂本，1830 年初刻。

Mundini）一书约著于 1316 年，是西方第一部人体解剖学教科书。虽然只是一本解剖手册，《解剖学》问世不久即被视为经典教本，得到普遍认同。蒙迪诺死后被尊为神圣教师，备受推崇。后世所使用的教材，凡是与蒙迪诺的著作不一致的地方，一概被斥为谬论。从各医科学校的规章中可以看出，这本书被用作解剖学教材，再版数十次之多，前后使用百余年。

另一位我们意想不到的、成果斐然的解剖学天才就是画坛大师达·芬奇。由于他是史上公认的最伟大的画家之一，人们往往忽略了他在解剖学领域所表现出来的超凡天赋。他的直觉和学问使他成了解剖学领域新纪元的开创者，基础医学也再一次让他那颗天才的好奇心得到淋漓尽致的发挥。据称，达·芬奇曾亲自解剖过数十具不同年龄的男尸和女尸，其中几具仅仅是为了专门研究静脉。他是第一个画出子宫中胎儿和腹腔中阑尾的人，可以说是绘制局部解剖图的宗师。在解剖中他还使用一套先进的解剖技术，如静脉注入法、液体蜡注体腔等方法，让所绘的解剖图更加完善、清晰和逼真。在这一点上，无人能够超越。透过这些原稿，我们有幸一睹这位大师的风采。

由此可见，西方的人体解剖学在 14 世纪时，就已有教材了，且已达到相当的水准。这些教材后来搭着"西学东渐"的便车，跨洋过海，进入了中国，影响着中国封闭已久但实用性很强的土生土长的医学。传统医学是否需要敞开"窗子"透透气、打开"大门"过过风？抉择刻不容缓。

在中西医学交互的过程中，有个与解剖学相关的细节值得玩味。那就是蒙迪诺在讲述解剖学时，以人的心脏为例，所介绍的内容恰好是后来王清任绘制新脏腑图前有所质疑并打算求解的问

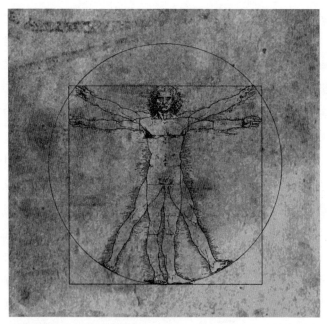

达·芬奇关于人体比例的作品《维特鲁威人》

题。科学之谜，有时往往被历史的"巧合"所破解。

王清任质疑是:《黄帝内经》里论心的功能时，把心喻为"君主之官"，说人的精神意识和思维活动都是由心出发的，意念藏在心中，是心的生理功能，意念的专一叫志，志的活动叫思，思考长远叫虑，用虑来谋划事情叫智，而这几个方面都藏在心里。既然如此，为什么又说脾生意智、肾主宰技巧、肝关联着谋虑、胆主宰决断呢[1]？

蒙迪诺讲述的内容是：右心室上有两个孔，一孔较大，通肝脏，因为血液从肝脏流入心脏要通过它；另一孔接"动脉静脉"，通至肺部。左心室亦有两孔：一孔有三个瓣膜；另一孔通"动脉静脉"，具有两个瓣膜，由肺部出来的烟状蒸汽由此通过。

蒙迪诺有关心脏结构的精彩讲述与后世正在探寻此"道"的王清任正好组成一次解剖学史上的跨时空对话。他对心脏解剖意义上的讲述呈现的是更具象的描述，而中医学对心脏的认知突显的是则它的功能性作用。同样是观察心脏，由于医学理论、思维逻辑、方法、习惯等的不同，得出的结论不同，就好像从不同角度观赏同一景观的人，看到的"风景"各不相同。

其三，王清任《医林改错》的问世推动了中国医学的发展与进步，意义非凡。从西医学的角度来看，名副其实的生理学是从解剖学的进步和完善开始的，所以解剖学是生理学、病理学、治疗学乃至法医学的基础和源头。应该说王清任的解剖实践扩大了中医学的认知视角，完成了其发展史上"闻虚而见实"的飞跃。他重新绘制的脏腑图，刷新了对心脏和血管、肺脏、胃、与十二指肠连接的输胆管等的认知。在此基础上，他对意志、智慧、气血的观察和认知也都有所创新。后来，他所组方的"通窍活血汤""血府逐瘀汤""膈下逐瘀汤"及用补气消瘀治疗冠心病、中

---

1 见清代王清任《医林改错·脏腑记叙》。另：主，即主宰、关联。参见《黄帝内经·素问·宣明五气篇第二十三》："五脏所主：心主脉，肺主皮，肝主筋，脾主肉，肾主骨，是谓五主。"

风后遗症等方法，都有独到的见解。这些都是在解剖学得到新提升的基础之上提出的，是中医治疗学方面的新习得[1]。实践证明，王清任的"医林改错"从基础的解剖学入手，升华到组方用药的中医治疗学的出新，是一次开创性的新尝试。他的成功具有标志性意义，无疑对汇通医学的发展提供了有启迪意义的成功范例。

敢于担当、勇于探求是王清任最突出的人格魅力。他在改写中国解剖学史的过程中，考虑的都是其他医家的便利。他一虑"欲不刊行"新的脏腑图像而导致"复虑后世业医受祸"，二虑医林中人，不见此图，会南辕北辙，出言含混[2]。而他自己却不避责备，独扛"故叛经文"的骂名。他是医学史上既有仁心又远离耳食之学的求实者、创新者。

王清任"集数十载之精神，考正乎数千年之遗误。譬诸清夜钟鸣，当头棒喝，梦梦者皆为之唤醒焉"[3]。同时，他也把自己对于后世医家的殷殷厚望，做了自我"解剖"，一起献给了生活在这块土地上的人们。

2020 年 2 月 24 日初稿
2020 年 6 月 1 日修改

---

1 见史仲序《中国医学史》第五章"医学没落时期"。
2 见清代王清任《医林改错·脏腑记叙》，三槐堂本，1830 年初刻。
3 见清代王清任《医林改错》，刘必荣序。

参考文献

[1] 郭霭春. 黄帝内经素问校注语译 [M]. 天津：天津科技出版社，1981.

[2] 卡斯蒂廖尼. 医学史 [M]. 程之范，译. 桂林：广西师范大学出版社，2003.

[3] 王清任. 医林改错 [M]. 三槐堂本，1830.

[4] 吴国盛. 科学的历程 [M]. 长沙：湖南科技出版社，1997.

解读关键词

「**杏林芳菲**」 | 儒家与儒医：植入仁心仁术基因的群英

中国远古时期有两种人最为热门，一是儒，二是巫。儒者，通天、地、人；巫者，通天、地、鬼、神。

儒是我国历史上较早出现的一种职业，是殷商时期专为贵族举办祭祀等礼仪时的襄礼，职业要求是：1、有文化；2、表达能力强；3、掌握某种道艺。后来，儒又指具有六艺之能而又求仕的读书人，所以东汉著名史学家班固说："古之儒者，博学乎六艺之文"（《汉书·儒林传》）。儒家的"六艺"一般指的是礼、乐、射、御、书、数这六种古代教育的科目。最后走上专门传播"六艺"而去任教的道路，故有"师儒"的称谓。孔子在春秋末期创立私家讲学之后，继承了这一传统。他创立的学派就称为儒家。

儒家与儒医是至亲，有着不可分割的血缘关系。

儒医是以儒家价值观为取向并践行儒理论的行医者，而仁医就是把儒家的仁爱思想作为自己核心医德的行医者。明代儒医肖京说："尝稽秦汉以后，有通经博史，修身慎行，闻人硕儒，兼通乎医者，精究玄机，洞明至道，每见立言垂教，后学凛为法程。"可见，儒医不仅"儒"道和"医"道兼通，还要"立言"，垂教后学，所以"非明理之儒，医书不可乱读"（明代肖京《轩岐救正论》）。

在历史上有儒家变成医家的，如华佗、皇甫谧等，也有医家变成了儒家，甚至是革命家的。孙中山先生早年学医，1893年曾在广州冼基设立东西药局，每日赠诊，不取分文，以惠贫乏。鲁迅先生早年是学医的，后来认识到改变中国人的精神面貌比解救其肉体上的痛苦更重要，于是弃医从文，开始了文学创作生涯。

2020 年 3 月 14 日

第二篇 | 跨国防疫"接力跑"
——异曲同工的"人痘"与"牛痘"

文脉提示

詹纳和牛痘接种法的诞生；虏疮与人痘接种法免疫的传播；伏波将军马援的"薏苡明珠"公案与疫病的防治；人痘接种法的产生、传播与推广；清朝前期的天花梦魇；牛痘接种法化"洋"为"夏"的经历。

国初人多畏出痘，至朕得种痘方，

诸子女及尔等子女，皆以种痘得无恙。

——《庭训格言》

1796 年 5 月 14 日，英国人爱德华·詹纳[1]为一个名叫詹姆斯·菲普斯（James Phipps）的男孩接种了痘苗。和以往不同的是，所用的痘苗取自一个牧场女工身上的牛痘。早在 1768 年，詹纳有一次跟牧场里的挤奶工交谈时听说牛身上有一种传染病病毒，人感染之后，会产生轻微的不适，但之后就不会再感染天花了。挤奶工的一番话引起了詹纳的深思，因为当时英国预防天花病盛行的也是用中国传过去的人痘法。詹纳是位优秀的医生，善于观察和倾听。听了牧场挤奶工有关牛痘病的介绍后，詹纳在为牧场的工作人员及其家属治疗疾病时，就特别注意观察牛痘的作用。经过近 30 年的探索和研究，最终确认牛痘（痘苗）毒性较小，有免疫作用，可以预防天花。这才是他敢为那个村童接种牛痘疫苗的依据。结果如同预期的那样，实验获得成功，接种了牛痘苗的村童，没有发生天花感染。又经过多次重复观察和实验，1798 年詹纳在一本题为《关于牛痘接种的原因及效能的探究》（*An Inquiry into the Causes and Effects of the Variolae Vaccinae*）的小册子里发表了他的研究成果。一个挽救天花病患的新方法问世了！

然而，让詹纳产生用牛痘预防天花的实验和研究的重要启示却是源自东方的人痘免疫法。人痘免疫法在当时是预防天花最有效、最便捷、成本最低的方法，备受青睐，在世界多个国家使用。英国驻土耳其公使的夫人蒙塔古（M. W. Montagu）因患天

1　Edward Jenner, 1749—1823。这是国内的通常译名，亦译为"琴纳""金纳"。

花而睫毛脱落，脸上留下了麻子。1717 年，她在土耳其发现了人痘接种法，决心借此防止天花肆虐。不久，她就让医生为自己五岁的儿子用这个办法接种了人痘来预防天花病。此事传到英国，大受国王赞许，于是人痘法在英国就渐渐推行开来。多年以后，为了寻找毒性更小一些的疫苗，人们继续探索前行。

很难想象，詹纳的新发现及研究成果发表后在世界上产生了多么强烈的震撼。就像当年中国的人痘法在世界各国迅速传播一样，牛痘法也很快被瑞士、意大利、德国、美国等各国采用，用来预防天花疫病。

那么，牛痘法的前身人痘法究竟又是怎样的呢？

人痘法免疫在中国大约可以分作两个阶段。前一阶段属于对天花传染病的认知阶段，后一阶段才是人痘免疫法的发明、实施和远播海内外。

在中国，关于天花病较早的记录可追溯到东汉光武帝建武年间。建武二十四年（公元 48 年）盛夏时节，大将军马援在武陵郡一个叫壶头的地方（今湖南沅陵县北）与当地一支少数民族武装发生了一场战斗。文献记载说："会暑甚，士卒多疫死。"究竟是何"疫"，文献未表，但很有可能是天花之类的烈性传染病，且造成马援的部队大量减员。其实，有关马援生平事迹的史料提到马援于建武十六年（公元 40 年）在交趾（今越南北部）作战时，早就通过食用"薏苡实"以达到轻身胜瘴气的效果。薏苡实就是现在所说的薏米，具有健脾、清热、祛湿的功效，药食两用，与赤小豆、白扁豆煮水饮用有良好的消暑、祛湿之功效。由此可知，当年马援在交趾食用它是用来防瘴并辅助治疗暑湿的。

明代著名瘟疫学家吴有性在《温疫论·杂气论》中提出："山

岚瘴气，岭南毒雾，咸得地之浊气，犹或可察。而惟天地之杂气，种种不一"。这"瘴气""毒雾"是指南方山林中湿热蒸郁而使人致病的一些有毒气体，其中病原体种类繁多。然而，史料也未能指出交趾之瘴具体是哪种疫病。倒是马援的这次经历，为他招来意想不到的"薏苡之谤"。

事情还得从马援在交趾用薏苡实防瘴说起。原本南方所产的薏苡实颗粒较大，马援打算用作种子，在军队返回时，装上一车一起运回。当时一些人认为马援运回的是南方的土产珍奇、怪异物品，权贵们也还只是在一旁观望，因为此时马援正受皇帝的宠信。等到马援去世时，嫉恨他的人就进谗言，说他先前带回的都是些明珠和彩犀等珍宝。再加上马武和於陵侯侯昱也上疏说当时马援运回来一车珍宝。皇帝就信以为真了。马援的妻儿得知后，感到十分恐惧，于是不敢把马援葬在祖坟里，而是在城西买了几亩地草草安葬了他，宾客、故交等人也不敢来家吊唁。他的妻儿还把自己用草绳捆绑起来，到皇帝那里去请罪。这样经过他们前后六次上书诉冤，再加上用词哀婉恳切，马援才被允许入葬祖坟[1]。后人诗云："侏儒饱笑东方朔，薏苡谗忧马伏波。"[2]

马援最终得以平反，但当时的控告信里提到他偷梁换柱私运

1　参见范晔《后汉书》卷二十四《马援列传》。

2　参见唐代白居易《得微之到官后书备知通州之事怅然有感因成四章》。马伏波是汉将军马援的别称。伏波将军是古代将军封号，命意为"降伏波涛"，东汉光武帝时的马援是史上著名的伏波将军。

珍宝，其中含有"文犀"一物，还是给人留下更多遐想的天地。"文犀"是有纹理的亚洲犀牛的一个品种，角可入药（现如今禁用犀牛制品）。20 世纪六七十年代，笔者曾下乡东北，听说当地有一种俗称"出血热"的极为恐怖的传染病（实为鼠疫），需用中药"犀牛角"方可回春，因该药性寒，正好对症传染性热病，故有奇效。这样看来，告状信是否全为捏造或许值得商榷。有可能马援就是因其可药用，以抗瘴为由而运回内地的。真相到底是什么就不得而知了。

天花作为一种传染病直至晋代才有明确具体的描述和记载。唐代医籍学家王焘在《外台秘要》一书里引述了晋代传染病学专家葛洪在《肘后备急方》里的记载：近几年流行一种叫天行发斑疮的病，一旦染上，痘疮就会生满头面和周身，颜色鲜红，形状似火疮，疮头呈现白浆；此好了，彼又发作，如不及时治疗，死亡率很高。这清晰具体的描述应该是对天花较早的文献记载了。王焘在医籍文献的汇注上要远远超过同时代的其他大医们，甚至是著名医家孙思邈，因为他具有其他人不具备的得天独厚的好条件，那就是他曾"久知弘文馆，得古方书数千百卷"（明代徐春甫《古今医统》）。也就是说，他背后有一个"国家图书馆"在支撑着他。

而葛洪的《肘后备急方》是中国历史上第一部临床急救手册。编选时，葛洪首要考虑的只有两个字：一个是"便"，另一个是"急"，亦即"众急之病，无不毕备，家有此方，可不用医"（晋代葛洪《抱朴子内外篇》）。而"肘后"喻其可挂在肘腕部，随时就能翻阅查询。那以后又有绰号为"山中宰相"的梁代药物学家陶弘景为《肘后备急方》一书补缺[1]。

《肘后备急方》把天花称作"虏疮",说它原是晋代建武年间（301年）虏获的西域人传入中原的。由此可知，此疫病亦属"输入"性传染病。从其他国家对人痘免疫法的需求和引入上来看，当时在许多国家已成传染性疾病。

防疫天花的人痘接种法最早可追溯至唐代的大医孙思邈。有人说，他根据以毒攻毒的原则提出，把天花患者痘疮中的脓汁敷于健康人的皮肤下可用以预防天花。但是，当初没有针管一类的医疗器械，若用刀具切割，患者无疑是很痛苦的。这种早期免疫思想给后人留下了有益的启示，至于他是否受王充、葛洪"以毒攻毒"观点的影响，有待进一步考证。

到了1713年，朱纯嘏在一本叫《痘疹定论》的书中说，宋真宗在位（998—1022）时，丞相王旦的小孩染上了天花且很严重，后来他家又添了个小孩，叫王素，非常聪明。王丞相也很喜欢他，只是担忧他又要出天花。这时恰巧有个四川人来见王丞相，说峨眉山有位神医能给人种痘，凡种过痘的，就不会得天花了。王丞相听后，极为高兴，立即派专人去峨眉山把这位神医给请来。果然王素种过痘后，就发烧了，痘也出得很好，十二天后便结疤了。

清人俞天池说："闻种痘法，起于明朝隆庆年间（1567—1572），宁国府太平县，姓氏失考，得之异人丹家之传，由此蔓

---

1 按《隋书·经籍志》，葛洪《肘后备急方》共六卷，梁补缺二卷。

延天下。至今种花者，宁国人居多。"（清代俞茂鲲《痘科金镜赋集解》）又有清人张琰，世代业医，祖承聂久吾先生，学习并普及种痘术，为人种痘达万例之多。他晚年编纂的《种痘新书》是我国早期种痘方面的专书。书中说："种痘箕裘，已经数代""经余种者不下八、九千人，屈指记之，所莫救者，不过二三十耳。"[1] 可见，此时种痘免疫术已经很成熟了。

1682 年，康熙皇帝曾下令各地种痘，说明那时人痘接种法已经成熟。据康熙《庭训格言》："国初人多畏出痘，至朕得种痘方，诸子女及尔等子女，皆以种痘得无恙。今边外四十九旗及喀尔喀诸藩，俱命种痘；凡所种皆得善愈。尝记初种时，年老人尚以为怪，朕坚意为之，遂全此千万人之生者，岂偶然耶？"由此可见当时最高当局认可种痘防疫并大力推广的坚定态度。

为什么康熙皇帝要亲自出马推广种痘呢？因为他亲身的经历。爱新觉罗家族发祥于气候寒凉的白山黑水之间，而天花病毒恰恰喜热怕寒，故满人不生痘疹，自然也就缺乏对它的免疫力、缺乏对它的认知和防治经验。对满人来说，入关作战最可怕的敌人不是明朝的军队而是天花病。入关后，清王朝第一位皇帝顺治皇帝就是死于天花病的，他的第三子玄烨（即后来的康熙皇帝）也染上了天花病，虽然从死神那里"溜"了出来，却留下了一脸的麻子。这铭刻在脸上的记忆，让康熙皇帝如何敢掉以轻心呢？总之，满人入京"多出疹而殂"，天花梦魇（yǎn）成了他们难

---

1 见清代张琰《种痘新书》，乾隆六年（1741 年）聚锦堂刻本。

以抹掉的记忆。

记载人痘接种法最为全面的文献是清代吴谦等人于1742年编修的《医宗金鉴》。其中介绍的人痘接种法主要有四种：（1）痘浆法，即用棉花蘸取痘疮的痘浆塞入受种者的鼻中；（2）痘衣法，就是拿已患痘疮的小孩内衣让需要免疫的孩子穿上；（3）旱苗法，即把痘痂剥下后研成末再用银制小管吹入受种者的鼻孔；（4）水苗法，就是把剥下的痘痂调湿，再用棉花去蘸，然后塞进受种者的鼻孔。为了安全，人们不断探索提高痘苗的质量。起初用的痘苗实际上是痘痂，这叫"时苗"。后来发现"若时苗能连种七次，精加选炼，即为熟苗，"且"其苗传种愈久，则药力之提拔愈精，人工选炼愈熟，火毒汰尽，精气独存，所以万全而无害也"[1]。

人痘接种法安全、便捷、有效、成本低廉，很快传遍世界各国。公元17世纪，俄国最早派人来中国留学，专门学习痘医技术。后来，人痘接种法便由俄国经土耳其传至欧洲。日本的人痘接种法是18世纪由杭州人李仁山传到长崎去的。到了18世纪后半叶，人痘法基本传遍全世界。

后来，毒性更小、更安全的牛痘接种法在英国诞生。相对人痘接种法，它无疑是个巨大的进步，而人痘法对牛痘法的产生所起的启示作用，也是功不可没的。两个国家的医学翘楚，共同奏响了一支"和而不同"的防疫协奏曲，在疫病防治史上留下了浓

1　以上参见清代朱奕梁《种痘心法》。

墨重彩的一笔。这种疫病防治的国际合作是值得今天的人们认真总结和借鉴的。

詹纳发明了牛痘接种法以后不到六年，英国人就在他们在华公司和商人的协助下，把它传入中国。

其实，牛痘接种法在中国传播与一个人的奇幻人生密切相关，与医、商联手推动、密切合作相关，至今仍有研究与参照价值。

那是 19 世纪初，广州府南海县的邱熺（1774—1851）搭船来到澳门谋生，谋到了英国东印度公司买办的职位。在这里，他结识了该公司驻澳门的外科医生皮尔逊（Alexander Pearson，1780—1874）。一个新机遇改变了他的生活轨迹。嘉庆十年（1805 年）春，"彼得罗"号商船由菲律宾的马尼拉出发，驶抵中国的澳门，但船载的并不是货物，而是患牛痘的儿童，他们是沿途招雇而来的"活人"痘苗。这是一座活动的痘苗库，有了他们，就可以解决痘苗的贮存等问题，还可以随时取用痘苗，给需要的人接种。当时皮尔逊负责给当地的中外人士接种痘苗，工作非常繁忙。邱熺对此产生了兴趣，表示自己也愿亲身体验一下，一则亲身示范，为自己做个天花免疫；二来也可帮皮尔逊一把，为他助阵。邱熺的免疫成功了。于是，他又把接种推荐给自己的亲朋好友。皮尔逊根据自己种痘经历，用英文撰写了一本种痘技法的小册子 *A Marvellous Book on Vaccination Recently Coming Out of England*（《英吉利国新出种痘奇书》），后被"十三行"的商人郑崇谦翻译成中文版刊印，成为我国第一本用中文介绍牛痘接种术的书籍。之后，郑崇谦又招募多人，向皮尔逊学习牛痘接种术，邱熺也就成了第一批中国籍牛痘接种师。在"十三行"商人出资捐助下，1810 年邱熺和几位同道在广州西关成立了国内第一个种痘机构，为周边百姓免费种痘。为扩大了解、学习牛痘术的人群，本不是医生的他于 1817 年辑录出版了纪实医学名著《引痘略》，详细介绍了牛痘的引进及接种方法。该书由于实用性强，又接地气，在当时颇受中国读者的欢迎，有力推动了牛痘术在中国的普及。

1847 年，任职刑部的广东商人潘仕成（1804—1873）邀邱熺的儿子邱昶进京传种痘术。在父亲的大力支持下，邱昶赴京设立种痘局，将牛痘术传至京师。

值得称道的是，邱熺在《引痘略》一书中，结合中医理论给牛痘术做了符合中国文化大背景的阐释，而没有生吞活剥、食洋不化。比如，他认为牛和中医讲的人的脾脏都属"土"，故可用牛痘将人脾脏中的毒"引"出，而牛痘多通过手臂接种，正处于两个穴位上下的交连之处，故痘毒可以很容易传入体内。如此牵强附会，倒也不必细究，说明邱熺在此问题上是用心了。这体现了他在中西文化交融时期的机遇意识、汇通意识及化"洋"为"夏"的能力和冒险精神。

1977 年 10 月 26 日，全球最后一位天花病例被治愈。1980年 5 月 8 日，世界卫生组织第 33 届大会正式宣布：人类已经成功消灭了天花。它的灭绝，居头功的应该是中英两国医学家们跨国防疫的"接力跑"，即从人痘接种法到牛痘接种法的"接力跑"。与天花斗争的胜利，既有中医药、中国智慧对人类的贡献，也有国际合作，共创、共享的践行，是不同文化汇通共同战胜传染疫病的一次成功范例、一面旗帜、一个样板、一份财富，必将永远留在全世界人们的记忆里。

　　历史告诉我们，一种病毒的灭绝不是三五年就可以毕其功于
一役的，不可急于求成。毕竟病毒也是一种生物体，在人类全方
位的消杀面前会产生种种变异。人类与其斗争时应学会与其长期
共存的方式，学会自我保护的生活习惯、生活方式，增强自身的
免疫能力。

2020 年 6 月 21 日

参考文献

[1] 爱新觉罗·弘历. 乾隆御批历代通鉴辑览：上 [M]. 长春：吉林人民出
　　版社，1997.

[2] 卡斯蒂廖尼. 医学史 [M]. 桂林：广西师范大学出版社，2003.

[3] 邱熺. 引痘略 [M]. 清刻本. 1817.

解读关键词

「杏林芳菲」 | 治未病：中式的健康管理

中医学"治未病"的特色思想包含着三个层面的意思：其一、未病先防；其二、既病防变；其三、瘥（chài）后防复。"治未病"把"未病"、"已病"和愈后三个节点串并起来，环环相扣，形成一个完整的、主动的、"防"字当头的治疗理念链条。这种完整、周延的逻辑思维已成为中国传统医学最大的优势和特色所在，也是它能够绵延几千年不衰、受到国内外青睐的秘密所在。"治未病"既是医学目的，也是临床践行的要求、落实医疗的标准，正像清代名医徐大椿所说，"病之为患也，小则耗精，大则伤命，隐然一敌国也"，"未病先防"像是"先夺其未至，则所以断敌之要道也"。而"既病防变"就好像是"横暴之疾，而急保其未病，则所以守我之岩疆也。挟宿食而病者，先除其食，则敌之资粮已焚。合旧疾而发者，必防其并，则敌之内应既绝。……一病而分治之，则用寡可以胜众，使前后不相救，而势自衰。数病而合治之，则并力捣其中坚，使离散无所统，而众悉溃。病方进，则不治其太甚，固守元气，所以老其师"。等到治愈后，仍要如履薄冰、小心谨慎，"瘥后防复"如同"病方衰，则必穷其所之，更益精锐，所以捣其穴"来防止疾病的反复[1]。可见，"治未病"需要在病程中精准把控好每一步，阻遏疾病的变化

---

1 语出清代徐大椿《医学源流论·卷上》，据光绪丁未年（1907年）清和月医学社本。

和反复。

"治未病"的思想蕴含着今日健康管理学的许多要素，是中式的健康管理学。最重要的是，古今中外的健康管理学都把治疗学做了"前移"，扩展到更多的亚健康人群，使医学真正成为人类健康的保护神。其次，它们都立足在"防"字上，预防疾病的发生、发展和反复，把疾病的大门一扇一扇关上。终有一天，医院将不再是人类无法离弃的场所。"春城无处不飞花"（唐代韩翃《寒食》），人类将迎来健康长寿的春天。

在健康管理学领域，天津的马骏教授对相关课题进行了几十年的研究和实践操作，颇有建树，还提出了一些有价值的建言，使他在该领域成为一面旗帜。近几年，他又把精力移至健康管理学的人才培养上，亲自指导、编写教材和授课，成果斐然。

健康管理学的思想是古老的，也是年轻的，代表着医学的未来。它的价值和意义正走出书斋，为广大医务工作者及患者所熟悉。

2020 年 7 月 16 日

第三篇 | "元气"的基因思考
——经国济世徐大椿

文脉提示

不按常规出牌的徐大椿；基因学说与元气理论的两相对照；元气理论的溯源及发展脉络；从哲学元气论到医学元气理论的普适意义；秉承元气理论的医学"大家"们。

> 每视人疾，穿穴膏肓，能呼肺腑与之作语。其用药也，神施鬼设，斩关夺隘，如周亚夫之军从天而下，诸岐黄家目憆心骇，帖帖詟服，而卒莫测其所以然。
>
> ——清·袁枚《徐灵胎先生传》

美国生物学家托马斯·亨特·摩尔根（Thomas Hunt Morgan）于1910年创立了基因学说，至今已有一个多世纪。这个学说研究生命现象，又直接与医、药学密切相关，已成为当今使用频次和知名度较高的词汇之一，因为人类的生存、繁衍离不开生命科学，离不开对基因的探究。目前，破译基因密码的工作正在许多国家有序进行。而中国传统医学理论中的生命密码"元气理论"早在清代乾隆时期就有医家做过系统的研究和梳理，这比基因学说的诞生要早一两百年。

这位大胆梳理和阐述"元气理论"的就是医家徐大椿（字灵胎，1693—1771）。徐大椿和史上许多医家一样，是一位多才多艺的人。一开始，他也是先攻儒家学业、博通经史，后又旁及"星经、地志、九宫、音律，以至舞刀夺槊、勾卒嬴越之法，靡不宣究，而尤长于医"。他喜读书、好学习，"五十年中，批阅之书约千余卷，泛览之书约万余卷"（清代徐大椿《慎疾刍言·引》），尤喜《周易》《道德经》《阴符经》等典籍，养成了通敏、喜豪辩的性格。他最大的特色是做事往往不按常规，而其他人也就莫测其所以然。年老体弱时，他还应朝廷之召进京为皇帝所宠幸的宦官治病。因他自知此行未必能活着回来，就让儿子徐爔抬着棺床一起进京。[1] 誓死不休的举动，让人记忆深刻，留下很另类的印象。平日里给人治病，他也是依靠"奇方异术"活人。有一年，吴江县有一位叫连耕石的名士患了严重的"暑热坏证"，卧床不起，"脉微欲绝，遗尿谵语"。徐大椿诊后认为这是阳亢的症状，且大汗太过就会亡阳（阳气虚脱）。于是，赶快给病人服用人参、附子汤，病人饮下之后不到一个时辰便苏醒了，只是两眼紧闭，但已能说话。第二次饮用汤药后，病人竟然能坐起来。这时徐大

---

1 参见清代袁枚《小仓山房诗文集·卷三十四》，据"四部备要"本。

椿停用了之前的热性药物，让病人改吃西瓜，病人非常高兴，连续吃了几天西瓜，再服用了一些清暑养胃的药物就痊愈了。愈后病人连声感谢，述说自己昏昏沉沉中见到红黑两人缠绕着自己作怪，忽然见到黑人被雷震死，一会儿，红人又被白虎叼去。病人问这是不是什么吉凶的预兆。徐大椿听后笑着说："雷震那东西是我投用的叫作附子霹雳散的那种药物，白虎那东西是我投用的天生白虎汤啊。"并且解释说，附子这味中药古名就叫霹雳散；至于白虎汤，非西瓜怎么能让伏暑退去呢？一场严重的疾病，就这样被徐大椿治愈。大愈"回春"后的连耕石听了这一席话，猛然醒悟，赞叹徐大椿是一位了不起的神医。[1]当时，"大椿与叶桂（按：叶天士）同以医名吴中"，也是"诸家中最有启发之功"的医家。

关于对"生命密码""元气理论"的系统讨论，还要从徐大椿对生命现象的一系列追问开始：人为什么天天走向衰弱（日且就衰）？绝嗜欲、戒劳动、减思虑就可以免死吗？四十岁以后，人虽无嗜欲、劳动、思虑之忧，但身体仍然日日削弱（日减日消），这究竟是什么原因？又与什么相关呢？针对以上种种疑问，徐大椿用长期探索和实践积累起来的知识逐一解答，且发前人之所未发、言常人所不敢之言。逻辑严谨，论述精准，言简意赅，无拖泥带水之弊。

他认为，从人的一生来看，人开始禀受生命之时，就有了固

1　参见清代徐大椿《洄溪医案》。另：王士雄附按语，谓西瓜有天生白虎汤之名。

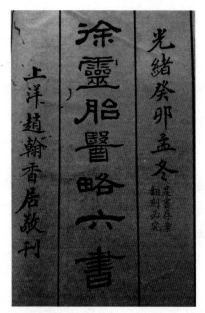

徐大椿所著《徐灵胎医略六书》

定的寿限（"当其受生之时，已有定分焉"）。那么，确定人寿限的是什么呢？那就是人的"元气"："所谓定分者，元气也。"徐大椿还比喻说，生命的开始就像是把柴草放到火上，开始燃烧时火还微小，时间久了就会旺起来，当柴烧尽，火就熄灭了。火焰持续的长短与柴草的质地有关。这比喻是多么贴切、形象。此外，他还补充说，即便是终生不患病的人，到老"元气"自尽，也会死亡的，这就叫享有了自然的寿限（"故终生无病者，待元气之自尽而死，此所谓终其天年者也"）。在那个封建迷信还很盛行的年代，能够公开说出这样一些符合科学规律的言语，需要有

多么开明的思想和无所畏惧的勇气啊。"元气"对于人的健康有
多重要？徐大椿按中医学的思维方式认为：首先，它是调节阴阳
闭合和开启的关键；其次，它是连接呼吸出入的；再次，即使没
有火源，它也能使全身各部都温暖，没有水也能让五脏得到滋
润，有一线"元气"，就有一线生命功能的存在。总之，人的百
体、五脏、生气都依赖"元气"，"元气"是生命之源。[1] 相比之
下，摩尔根在他的基因学说里提出，基因是细胞染色体上的遗传
单位，有很高的稳定性，会自我复制和变异，决定人的生死、疾
病，乃至长相、血型、特长等；在个体的发育中，基因在一定条
件下控制着一定的代谢过程，表现出相应的遗传特性和特征；基
因突变的意义在于使生物得以进化。因此，通过破译基因密码，
可以预先了解个体的先天情况，从而人为改变基因、延长人的寿
命。由此可见，无论哪种医学，趋利避害、服务于人类的健康事
业都是其追逐的目标。

徐大椿曾提出"元气者，何所寄耶"之问并做了进一步的探
究。他依据经典，大胆地提出了三个部位：其一是依据道家的经
典《道经》所说的"丹田"[2]，其二是中医学经典《难经》所说的

---

1 以上参见清代徐大椿《医学源流论·卷上》。据清咸丰七年（1857 年）海昌蒋氏
衍芬草堂本。元气亦作"原气"。

2 道家认为，男子脐下三寸，为男子藏精之处；女子脐下三寸，为女子胞宫所在部
位。统称为丹田。

"命门"[1]，其三是《黄帝内经》所说的"七节之旁，中有小心"[2]的那个部位。

追寻"元气"所在的部位是一项意义不亚于破译遗传基因密码的工作，目的是为了保护人的生命之本。另一方面，它也再次让我们看到"中医致广大，西医尽精微"，即中医重宏观、西医多微观的特色。

无论是对"元气理论"的探索，还是对"基因密码"的破译，都让我们对医学的本质有了更深刻的理解和认识。在那个年代，徐大椿就已指出医学家应该遵循的"神而明之之术"就是"谨护元气""使元气克全"，并在医疗过程中做到：大处着眼，在细微处做好，也就是要在保护生命之源的目标下充分重视寒热攻补，以防"元气"受伤；提倡"预防之道""虑在病前"，勿使疾病"其势已横而莫救"等包括治未病的思维。这种以围绕保全"元气"为医疗目标和手段的中医学，突显了以人为中心的价值取向。

那么，基因分析又有什么优势？对医学的发展又会带来哪些变革呢？显而易见，它给诊断学带来了革命性的变革；对遗传病提供了治愈的可能，从而推动了治疗学的进步；为新一代药物

1　中医认为：命门是生命攸关之处。故男子以藏精，女子以系胞。参见秦越人撰《难经·三十六难》："肾两者，非皆肾也。其左者为肾，右者为命门。命门者，诸神精之所舍，原气之所系也。"中华书局"四部备要"本。

2　语见《黄帝内经·素问·刺禁论第五十二》。意为："第七椎旁里有肾的精微，这是重要部位。"郭霭春《黄帝内经素问校注语译·刺禁论第五十二》注⑦引杨上善说："脊有三七二十一节，肾在下七节之旁。"旁，又写作"傍"。天津科技出版社，1981：290。

的研发，尤其是靶向药物的研发，提供了广阔的发展前景。总之，基因理论在促进有关发病机理、临床诊断的研究方面，在提升医疗技术和新药开发的整体水平方面，作用尤为突出。

元，始也；气，天地之流气也。"元气理论"由古老而又博大精深的哲学命题转化而来，起源于古代道家的"道气"理论。庄子在《知北游》中曾提出："人之生，气之聚也，聚则物生，散则为死。"同时，管子（仲）也认为人"有气则生，无气则死，生者以其气"[1]。那么何为"气"？按庄子的说法，可以从"气之聚"看出，它是物质的；从气的聚散与生死相关联可知它又是功能性的。那时，有关"气"的理论还只是较为抽象的哲学命题。"元气"这个概念初见于《鹖冠子》一书，该书中说："天地成于元气，万物乘于天地"[2]。到了东汉时期，大思想家、哲学家王充提出"元气自然论"的思想，进一步推动了"元气决定论"的发展，丰富了"元气"说的哲学内涵。他的名著《论衡》一书无论是在文学史上还是在医学史上都有一定的学术地位和价值。王充说："天地合气，万物自生，犹夫妇合气，子自生矣"（《论衡·自然》），指出"诸生息之物，气绝则死"（《论衡·道虚》）。他认为"人禀元气于天"（《论衡·无形》）而"元气者，天地精微也"（《论衡·四讳》）。显然，王充所说的"元气"是指物质性的"精微"，标志着"元气"理论又向具象化方向迈进了一大步。

---

1 参见戴望著《管子校正·枢言第十二》，"诸子集成"本，北京：中华书局，1954：64。

2 语出《鹖冠子·卷中·泰录第十一》。见宋代陆佃《鹖冠子解》三卷（十九篇）本。

基于这一认识，王充十分重视"养气"的作用，以为"圣人禀和气，故年命得正数。气和为治平，故太平之世多长寿人"(《论衡·佚文》)。

稽康是史上另一位主张"元气自然论"的思想家。他从"越名教而任自然"的观点出发，背弃当时正统的"时髦"主张，探究万物之理，挑战当时的种种谬说，以道家思想为前提指出"元气陶铄，众生禀焉"(《稽康集·第六卷》)，认为人生于"元气"。这样就形成"浩浩太素，阳曜阴凝，二仪陶化，人伦肇兴"(《稽康集·第十卷》)。因此，人要把生命托付给大自然，才会与天地同存。[1]

把"元气论"引入医著并升华为医论元命题的当属《难经》(亦称《黄帝八十一难经》《八十一难》)和《黄帝内经》。若它们成书的年代相差无几，《难经》是首论"元气"与"原气"的，它提出："人之有尺(脉)，譬如树之有根，枝叶虽枯槁，根本将自生。脉有根本，人有元气，故知不死"。那么元气在何处？《难经》认为："命门者，诸神精之所舍，原气之所系也"[2]。论述"气"和"元气理论"最多的医著当数《黄帝内经》，它认为人就是天地的合气。一次黄帝问岐伯："人在生命开始的时候，是以什么作为基础的？"岐伯回答道："人的生命刚开始的时候，坤道成物，以母亲为基础，阳气是用来捍卫的，以父为外卫，没有神气就会死亡，

---

1 语见稽康《稽康集·答难养生论》："任自然以托身，并天地而不朽者。"

2 语出秦越人撰《难经·三十六难》。

有了神气就能生存。"黄帝又问:"什么叫神呢?"岐伯回答说:
"血气和调,荣卫通畅,五脏形成,神气潜藏于心,思维意识全都
具备,才成为人。"这就是医学史上"人之始生,何气筑为基"的
著名对话。[1]何谓"以父为楯"?笔者认为,《黄帝内经》在另一
处的解释最为妥帖:阳气与人的关系如同天与日,阳气不足人就
不能生长,所以天的健运不息,全靠太阳的光明,人的阳气则因
轻清上浮而起着卫外的作用。[2]此外,"阳生阴长","阳化气,阴
成形"。这就是"阳无形,故化气;阴有质,故成形"的道理。[3]

　　"天人合一"是中医学理论的精髓。它认为,自然界是大宇
宙,而人体就是"小宇宙"。自然界运行的规律就是人生存的规
律。宇宙充满"精气",人也有"元气",因此只有"通天者",
才是"生之本"。苍天云气清净,人的意志就平和,顺应了这个
道理,阳气就会固护,即便有贼风虚邪伺机,也不能侵害身体。[4]

1　语出《黄帝内经·灵枢·天年》:"黄帝问于岐伯曰:愿闻人之始生,何气筑为
　　基,何立而为楯,何失而死,何得而生?岐伯曰:以母为基,以父为楯,失神者
　　死,得神者生也。黄帝曰:何者为神?岐伯曰:血气已和,荣卫已通,五脏已成,
　　神气舍心,魂魄毕具,乃成为人。"参见郭霭春《黄帝内经灵枢校注语译·天年第
　　五十四》(下册)注①马蒔曰。贵阳:贵州教育出版社,2010:369。

2　语出《黄帝内经·素问·生气通天论篇第三》:"阳气者若天与日,失其所,则折
　　寿而不彰,故天运当以日光明,是故阳因而上卫外者也。"参见郭霭春《黄帝内经
　　素问校注语译·生气通天论篇第三》注①楼英说。天津科技出版社,1981:15。

3　参见郭霭春《黄帝内经素问校注语译·阴阳应象大论篇第五》及注⑥李中梓说。
　　天津科技出版社,1981:29。

4　语见《黄帝内经·素问·生气通天论篇第三》:"夫自古通天者生之本","苍天之气,
　　清净则志意治,顺之则阳气固,虽有贼邪,弗能害也"。参见郭霭春《黄帝内经素
　　问校注语译·生气通天论篇第三》,天津科技出版社,1981:14。

为此，历代医学大家都很重视"元气"且秉承"元气"的理论行医，把它作为施方用药的理论支撑，以达到无伤"元气"、治病求本、抓住医病关键之目的。

金元时期医学四大家之一的"补土（脾胃）派"代表李杲（东垣）针对脾胃阳气（胃脘之阳）不能升发并连及"元气不行，胃气下流，胸中三焦之火及心火乘于肺"的情况，在"人以元气为本"理念的指导下用"补中益气"的方剂，重用黄芪以补肺气，辅以人参、甘草来"泻火热而补脾胃中元气"，以白术、当归除湿调阴，以升麻、柴胡升清阳之气来达到"升发胃气"的目的。此举被当时的医家认为是"前人之所无"的理念，是具有独创性的组方思路。[1]

明代安徽祁门名医汪机重视传承岐（伯）、黄（帝）、仓（公）、扁（鹊）之遗旨，探其肯綮[2]，主张通过调理元气以固根本的办法治疗疾病。因此，他开处方很少使用寒凉攻利之剂，以谨护阳元之气。

与徐大椿治病"谨护"元气的理论最为接近的当属明代岭南

---

[1] 参见元代戴良《九灵山房集·卷十》："谓李之论饮食劳倦，内伤脾胃，则胃脘之阳不能以升举，并及心肺之气，陷入中焦，而用补中益气之剂治之，此亦前人之所无也"。据"四部丛刊"本。胃脘之阳：指胃气。据李杲《内外伤辨惑论·辨阴证阳证》："夫元气、谷气、荣气、卫气、生发诸阳上升之气，此数者皆饮食入胃，谷气上行，胃气之异名，其实一也。"李杲还认为："饮食入胃，其荣气上行，以输于心肺，以滋养上焦之皮肤腠理之元气。"若"元气不行，胃气下流，胸中三焦之火及心火乘于肺。""脾胃气虚，则下流于肾，阴火得以乘其土位。"乘：行也。

[2] 参见《祁门县志》："汪机，幼尝为邑诸生。母病呕，遂究心医学。凡岐、黄、仓、扁诸遗旨，靡不探其肯綮"。肯綮：本指筋、腱的结合部位，喻指关键之所在。

名医肖京。肖京是一位由博归约、时时涵泳医经的大医家。他一
生都把医经作为"一以贯之"的主线，曾大声疾呼"不可昧灵素
之大义，守一家之偏法，执迷脉诀，乐趋捷径，忘本从标，弃繁
就简"，并"哀此无知，急唤回头"。

在治疗上，肖京也是元气理论的维护者，他批评诊病让"元
气"这个关系"命之生死"的因素缺位的做法，认为："医者固
当首明四诊之义，次察运气，次稔药性，又次详病机方法矣，独
不思病之寒热由乎脉，脉之虚实由乎气，气之盛衰由乎元气。元
气则命之生死所攸系也"。他"著有命门水火图说，五气图说。
学者试于此处阴阳、水火、虚实、真假原本上，理会得透，便识
乱所由起，病所从生，何羡洞垣，独美于前乎"[1]。肖京认为医理
微茫，"当以神解"，悟出所谓"治病求本"从根本上讲就是探求
"元气"这个"生命之本"的过程。在学术上他还提出了元气与
脾肾相关的理论，临证时每每把"补脾肾、益元气"作为治疗、
立方、用药的出发点，目的就是为了保护人体之"元气"。

古人云：论病可以推及治国，诊病可以知道国政。[2]这是因
为治身与治国同道，两者有相似之妙。徐大椿就曾巧妙地把医家
用药治病和兵家用兵打仗做了类比，通俗易懂地道出了用药如同
用兵打仗，说："兵之设也以除暴，不得已而后兴；药之设也以

---

1 参见明代肖京《轩岐救正论·凡例》，北京：中医古籍出版社，1983：6. 洞垣：
  洞悉矮墙另一边的人。典出《史记·扁鹊仓公列传》："扁鹊以其言饮药三十日，
  视见垣一方人。以此视病，尽见五藏症结，特以诊脉为名耳。"

2 语见东汉班固《汉书·艺文志·方技略》："盖论病以及国，原诊以知政。"1959
  年中华书局点校本。

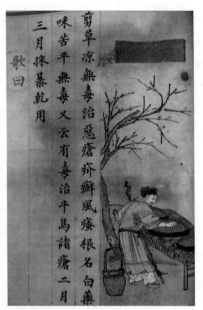

古人总结出来的草药药性

攻疾，亦不得已而后用。其道同也"[1]。他甚至说，古代兵书的"孙武子十三篇，治病之法尽之矣"[2]。也就是医家完全可以采用"拿来主义"，借用兵家之道立方、用药、治疗。这难道不是医家"他山之石，可以攻玉"的大智慧吗？其实徐大椿自己就是治病的高

1　语见清代徐大椿《医学源流论·卷上》，据清光绪丁未年（1907年）清和月医学社本。

2　同上。

手，也是治国的能手；既是医林奇才，名垂医鉴，又是地方上的知名贤达，有经国济世的学问。据与徐大椿先生"有抚尘之好"[1]的清代文学家袁枚记载：雍正二年（1724年）地方当局要开挖河塘，以备蓄水。起初准备在河塘两边的堤岸取土，徐大椿知悉后建议说，河塘如开凿太深，费用就会过高，而且还容易发生岸边的泥土崩塌的情况，危及整个堤岸。当局听后觉得有道理，就改浅缩短河道，并在离堤岸一丈八尺远的地方取土，这样一来，不仅节省了工费，堤岸也得以保全，一举两得。

乾隆二十七年（1762年），江浙地区发大水，江苏巡抚庄有恭打算打通吴江县内震泽的七十二条小支流来使太湖下游的水泄出，徐大椿认为此方案极为不妥，提出这七十二条支流不是太湖的下游，靠近县城的十来条河道才是入江的故道，才是应当疏浚的。其他的五十多条河道，加起来总长两百多里，且两岸民居及坟墓众多。大力开挖这些河道，花费过多且不说，还会侵犯老百姓的切身利益。况且，湖中污泥可能倒灌，导致河道一边疏浚一边又堵塞的情况。这些小支流本来应该由民间疏浚，不是官府应做之事，做了，老百姓也不会说好。听完徐大椿的一席话，庄有恭茅塞顿开，把重新调整的方案报告给朝廷并得到了批准。不久，在老百姓不受任何干扰的情况下，工程就完满结束了，上下皆大欢喜。

---

1 抚尘之好：原指儿童一起所玩的聚沙一类的游戏，自儿时即为友好，喻指旧交。及以下参见清代袁枚《小仓山房诗文集·卷三十四》，据"四部备要"本。

"弄墨佳珠文苑秀，回春妙手杏林珍"不就是徐大椿人生的真实写照吗？

2020 年 5 月 20 日

参考文献

[1] 袁枚. 小仓山房诗文集 [M]."四部备要"本. 上海：中华书局.

[2] 赵尔巽，等. 清史稿 [M]. 北京：中华书局，1977.

解读关键词

「**杏林芳菲**」 | 膏肓之疾：健康亮起的红灯

　　成语"病入膏肓"是指疾病已进入危重阶段。那么，何谓"膏肓"呢？据《春秋左氏传·成公十年》记载，春秋战国时期，晋景公杀了赵同、赵括一家后，整日坐卧不安，甚至夜里做噩梦，梦见有大厉鬼跑来追杀。不久，景公就患病了，只好向秦国求助，因为那时的秦国医疗水平最高。秦桓公派了一位叫医缓的名医前往，给晋景公治病。当时有个习俗，一般在人名前都会冠以职业称谓，比如下棋的叫弈秋、看病的叫医缓……。医缓未到之时，晋景公做了一个奇怪的梦，梦见疾病变成了两个小孩。其中一个说："听说医缓是位高明的医生，他来了，一定会伤害我，逃往哪里才安全呢？"另一个回答道："逃到肓之上、膏之下呀，医缓拿我们也没办法。"不久医缓到达并给晋景公诊病，诊后他说："您的病不能治了，病位在肓之上、膏之下，用灸法攻治不会奏效，用针刺治疗、药物治疗，都达不到那个部位，不能治了。"晋景公听后，认为医缓的诊断和自己先前的梦是完全一致的，很佩服医缓，说："真是良医啊！"然后送给他丰厚的礼品让他回去。所谓膏肓，中医学认为，心尖上的脂肪为膏，心与膈膜之间为肓。凭当时的医疗技术，二者都是难以达到的治疗部位，所以古人才用"病入膏肓"来形容病重。

2020 年 3 月 15 日

第四篇｜针道复兴枝叶茂
——东学西传的靓丽名片

文脉提示

针道从历史走来；针灸学的全球传播；中国针灸在乌克兰；里程碑意义的《针灸甲乙经》；宋代针灸国宝与"校正医书局"的历史贡献；世纪工程"实验针灸学"和国宝针灸学的新时代。

> 洎雷公请问其道，乃坐明堂以授之，后世之言明堂者以此。
>
> 由是开灸针刺之术备焉，神圣工巧之艺生焉。
>
> ——夏竦《铜人腧穴针灸图经·序》

针道从历史中走来，最让现代人意想不到的是针灸术在金、元时代以前是用来"急救"病人的，也是最快捷的治疗手段，可惜日后成了"良为可叹"的"绝传"[1]。到了清代道光年间，太医院中的针灸科竟然被废除。这究竟是为什么呢？早在金代，针灸学家窦杰便直言了"此道渐坠"的原因，有的人掌握不了针灸学的精髓而使学习荒废，有的人是因触犯针灸术的禁忌而导致失误。愚笨、平庸之人智商浅薄，难以跟深奥的理论契合；针灸之道恢宏、至深，掌握其精髓的能有几人？[2]总之，针道是一门理论深奥、实践操作很难、实用性很强的医疗技术。后来清代著名医学家徐大椿就说得更加直白，认为最主要原因是"灵、素两经，其详论藏府经穴疾病等说，为针法言者十之七八，为方药言者十之二三，上古之重针法如此。然针道难而方药易，病者亦乐于服药而苦于针。所以后世方药盛行而针法不讲"[3]。据笔者统计，《黄帝内经》中的《灵枢》，除十几篇外，全都是专论针灸学的，故后人称它为"针经"是有道理的。除此之外，就是专论病因和病机的《素问》，也有十七整篇是专论针灸术的，而且是从针刺的理论到临床针刺技术、从"入针以时"到"刺要浅深"、从"九针之解"到"虚实之道"，无所不包，至臻完美。这些约占《素问》全部八十一篇的百分之二十，还不算其他捎带谈到针灸的篇

1　语出金代窦杰《标幽赋》："盖一针中穴，病者应手而起，诚医家之所先也。近世此科，几于绝传，良为可叹！"参见明代朱橚等编集《普济方》卷四〇九，据1959年人民卫生出版社本。

2　参见金代窦杰《标幽赋》："或不得意而散其学，或恣其能而犯禁忌。愚庸知浅，难契于玄言；至道渊深，得之者有几？"意：针灸学精髓。散：荒废。知：同"智"。

3　参见清代徐大椿《医学源流论·针灸失传论》。

章。[1] 正如攻下派代表人物张从正所说，"或言《内经》多论针而少论药者，盖圣人欲明经络。岂知针之理，即所谓药之理"[2]。

针灸学是中医学的重要组成部分，且是早期主流的治疗手段。鉴于其治疗方法的特殊性及发源于中国文化的唯一性，针灸学已成为中国医学走出去的一张靓丽的名片。

在中国，最早正式奠定针灸学术基础的是三国两晋时期的皇甫谧。他把针灸理论结合治疗实际撰写了针灸学名著《甲乙经》（隋称《黄帝甲乙经》、宋称《黄帝三部针灸甲乙经》）。这部书汇聚了《素问》《灵枢》《明堂孔穴针灸治要》的精华，"三部同归"，"论其精要"。因此这本书传到哪里，针灸术就会传到哪里。南朝陈文帝天嘉三年（562年），一位名叫知聪的僧人首先把这本书带到了日本，很快这本书就被列为日本医学教育的必修教材。明朝时，日本还曾派遣一位名叫金持重弘的医生来华专门学习针灸术。从日本收藏的中国古代医籍的数量可知汉方医学在日本具有多么大的影响力。这还只是针灸学在东方传播的大体情况。从17世纪开始，中国的针灸学就被陆续介绍到西方。首先是荷兰人布绍夫（Busschof H.），他把介绍中国针灸的文稿首先译成英文在伦敦出版。接着，另一位名叫赖恩（William Ten Rhyne）的荷兰医生把中国的针灸术介绍给整个欧洲。其后，德国、法国、意大

---

1 《黄帝内经·素问》中专论针灸的篇章包括第26、27、28、36、50、51、52、53、54、55、58、59、60、61、63、64和65篇。

2 语见金代张从正《儒门事亲·卷二》，明嘉靖辛丑年（1541年）步月楼本为底本，参校清宣统庚戌年（1910年）上海千顷堂本。

利、瑞典、捷克、俄国等，均陆续介绍针灸术。其中法国对针灸术尤其重视。

1994 年金秋十月，笔者随本院（天津中医学院第二附属医院）的针灸代表团前往乌克兰基辅，交流有关针灸治疗及合作事宜。当地人热爱中国的文化，对奇妙的针灸技术也十分喜爱，有着强烈的学习、探究的意愿。早在 1956 年以前，苏联曾派两个代表团来北京访问，学习针灸技术。1959 年，苏联卫生部门颁布《针灸应用条例》，还分别在彼得格勒、莫斯科、喀山等地建立了有关针灸的实验、研究机构。他们用神经反射机制解释针灸原理，认为针灸疗法是种"穴位反射疗法"，把穴位称为"功能点"，把经络称为"功能线"。二十世纪八九十年代，乌克兰取得毕业证书的针灸师有一万五千多人，而从事这项工作的，在 1994 年时有一万多人，仅基辅一地就有两千多人。当时乌克兰人口不到五千万，因此，针灸师比例并不算低。由于生活习惯以及对针灸机理的认识等原因，尤其是出于艾滋病对人类健康威胁的考虑，他们不用金针针灸，而是依据中医取穴的办法，用激光仪器直接照射，通过刺激穴位达到治病的目的。他们可以制造出各种型号、规格的激光治疗仪。

一天，我们受主人邀请来到基辅市远郊一个小村镇做客，发现主人家隔壁有隆隆的机器声，主人告诉我们，这就是一家制造激光治疗仪的小作坊。这使我们感到很惊讶，佐证了乌克兰人对针灸治疗的需求和它的普及水平。

乌克兰的针灸医生具有深厚的西医理论基础，针灸知识是从日本、韩国的针灸师或旅欧中国医生那里零碎获得的，很不系统，水平提高也不快，因此强烈要求中国针灸医生亲传。当时任欧洲激光治疗协会主席及基辅国立大学神经病学、反射医学医生进修教研室主任的伊夫盖尼亚·列奥尼博夫娜·马切列特博士就是一位具有远见卓识的人。她 1955 年毕业于乌克兰医学院，1964 年取得副博士学位，1971 年取得博士学位，1976 年任基辅地区医学院神经外科教授，1978 年任该学院神经外科和针灸系主任，长期从事神经外科和针灸的教学、医疗和研究工作。她所在的研究机构已成为全乌克兰在神经病学和针灸学方面的研究和教育培训中心。1977 年，马切列特教授组织成立了全欧针灸中心，向保加利亚、法国、德国和本国的学生讲授针灸学课程。学生所使用的教材，全部由她亲自编著。学生大多数是在职医生，学习时间一般为三个月左右。1991 年，马切列特曾来到北京，考察中国针灸学发展的现状。

马切列特博士认为，乌克兰针灸医生多年来进步不快的根本原因是没有学到真正的中国针灸。针对这种情况，她提议在基辅建立学制两年的中国医学教育中心，该教育中心要使用中国编写的教材、聘请中国医生任教、以中国颁布的国际中医专业人员水平考试大纲为标准、由中方监督考试，成绩合格者由双方共同颁发毕业证书。这一举措意在以正宗的中国医学高标准地统一全乌克兰从事针灸治疗的医师的水平。她提出的每一项措施，都是为了确保达到中国针灸的标准。她制定的目标富于远见卓识、计划周密系统。

以马切列特博士为代表的从事针灸治疗的乌克兰医生为中国针灸知识和治疗在乌克兰乃至整个欧洲的传播做出了贡献。目前，德国、法国等国的公立医院很多也设有针灸科。通过针灸术交流，它们加深了对中国的了解。

　　马切列特原本希望我们能够在阳光明媚的夏天去乌克兰访问、交流，金秋十月的初次见面，中国传统文化的"魔"力让他们颇感相见恨晚。马切列特多次抽时间会见我们，并亲自组织有关中国针灸发展的讲座和学术交流，还说："在我们最迫切需要你们的时候，就像是上帝把你们送来了"。我们真的要做一回"天使"了，而这"上帝"就是中国博大精深的、悠久的文化传统。中国古老的医药文化也必定会给各国人民带去健康、和平的福音。[1]

　　要了解中国针灸是如何登上一个个台阶进而踏上从理论到临床治疗、从传承到革新之路的，除了深入学习和研究《素问》和《灵枢》（《针经》）等经典文本以外，还要了解和学习针灸学发展中几个最重要、影响力最大的阶段和节点，因为它们的价值不仅在于阐明源和流的关系，有时还是一种飞跃。

　　距《针经》最近、发展《针经》最具有里程碑意义的针灸专书当属皇甫谧的《甲乙经》。它在中医学史上的意义堪比医圣张仲景把中医学理论变得适用于医疗临床。"智莫大于阙疑，行莫大于无悔。"[2] 皇甫谧的创作从针对《黄帝内经》在针灸学方面的缺憾开始，尤其是操作层面上的缺憾。他认为，《黄帝内经》的

1　关于针灸术在乌克兰的现状及乌克兰神经外科和针灸学科带头人马切列特计划打造一支纯正的针灸治疗队伍的计划，参见罗根海：《中国针灸在乌克兰》，《天津中医学院学报》，1994 年第四期，及《熟悉与陌生——乌克兰掠影（二）》，《天津统一战线》，1995 年第八期。

2　语出汉代刘向《说苑·说丛》。见明代程荣纂辑《汉魏丛书·说苑》，吉林大学出版社据明万历新安程氏刊本影印，1992：445。

论述深奥而富于远见，但叙述性理论多，而临诊操作的东西少，又错杂而少有编排。其中，《素问》论病精细，《灵枢》是推究经脉根源的理论，内涵深奥。此外，皇甫谧还发现，有关针灸学的经典除了这两部书以外，还应加上《明堂孔穴针灸治要》一书。这三部著作有着同一个主旨，重复的地方也不止一处，共同影响着针灸学的传播和实用。[1] 在"入仕"求富贵，还是"耽玩典籍""怀人之忧"的人生选择题面前，他思量再三，站在了生命和道德的制高点上选择了后者。他以为，人所最珍惜的是生命，自然天道观所保全的是人的身体。保障生命和身体不为疾病所侵害，这才是第一位的事情。[2] 正如列子所云，"贫者，士之常也，死者，人之终也，处常得终，当何忧哉？"[3] 于是，皇甫谧撰成《甲乙经》，使三部归一，"使事类相从。删其浮辞，除其重复，论其精要"[4]，并号召大家学习圣贤透彻地论述医学道理的精神，以救君父于疾病侵扰的危困。

皇甫谧在整理编写《甲乙经》时，有一个重要的理念为纲，那就是："观其所聚，而天地之情事见矣"（《周易·萃卦第

1　参见皇甫谧《甲乙经·序》："其论遐远，然称述多，而切事少，有不编次"，"其学皆出于《素问》，论病精微。《九卷》是原本经脉，其义深奥，不易觉也。又有《明堂孔穴针灸治要》，皆黄帝岐伯选事也。三部同归，文多重复，错互非一。"见《针灸甲乙经》，据 1956 年人民卫生出版社影印明刻医统正脉本。

2　参见《晋书·皇甫谧传》："谧曰：'人之所至惜者，命也；道之所必全者，形也；性形所不可犯者，疾病也。'"

3　语出《列子·天瑞》。当：尚、还。杨伯峻集释：当，音同"尚"。

4　语出魏晋时期皇甫谧《甲乙经·序》。见《针灸甲乙经》，据 1956 年人民卫生出版社影印明刻医统正脉本。

四十五》)。不过,《易经》的原意是说明事物汇聚之时, 必然反映出性情、气质的相互投合。它意在归纳和赞美《萃》卦的大义, 而皇甫谧把它编入《甲乙经》, 目的是为了理论上的铺陈和延伸。同时, 这也正与《黄帝内经》所说的"知其要者, 一言而终"[1]的思想相吻合。"汇聚"是皇甫谧编写这部书的主旨和总纲。有创意的建树必先要有创意的新思维, 有创意的新思维必先符合周延的推理逻辑, 而周延的推理逻辑就必须有深邃的哲学思维来支撑。由此可见, 中国古代哲学思想对医家创新的推动作用是不可低估的。

　　皇甫谧在编写《甲乙经》时秉承了先秦以来的"元气"思想, 他引述《黄帝内经》说:"天之在我者德也, 地之在我者气也, 德流气薄而生者也"。由此可见, 把气视为天地万物的物质基础、生命的根源。他的唯物精神, 跃然纸上。

　　他曾许下"俟其闲暇, 当撰核以为教经云尔"的意愿。[2]果然, 隋唐以后, 红运当头, 他的夙愿实现了,《甲乙经》还远走海外, 成了颇受欢迎的针灸术教材。它"也是当时的隋唐(见《唐六典》)、日本(见《日本医学史》)、新罗(见《三国史记》)等国家和地区政府所规定的学医必修课程之一。"[3]唐代的医署还专

1　语出《黄帝内经·素问·六元正纪大论篇第七十一》:"故知其要者, 一言而终, 不知其要, 流散无穷, 此之谓也。"

2　参见魏晋时期皇甫谧《甲乙经·序》。意为: 等到抽出时间, 一定(仔细)编撰、核实成为教材。撰核: 编撰、核实。

3　参见马继兴《中医文献学·第二编中医文献源流论》, 上海科学技术出版社, 1990: 90。

设针灸科，把《甲乙经》作为必修教材，有"医博士一人……掌教授诸生，以《本草》《甲乙》《脉经》分而为业。"(《新唐书·百官志》)唐代的一些医学"大"家也呼吁医家重视学习《甲乙经》，有的医家还在自己的著作中引述其内容。他们虽然都能够对《甲乙经》加以发挥，但终未能超出它的范围。例如，大医孙思邈就倡言"凡欲为大医，必须谙《素问》《甲乙》《黄帝针经》《明堂流注》……等诸部经方"。他还在自己所著的《千金要方》卷二十九、卷三十，《千金翼方》卷二十六至卷二十八中以《甲乙经》为范本，专论针灸之法。唐代另一位可以跟孙思邈比肩的经方大师王焘也颇具慧眼，称《甲乙经》"是医人之秘宝，后之学者，宜遵用之"。总之，唐代是《甲乙经》影响力最大的历史时期之一。

　　下一个重要节点当属宋代的两件针灸发展史上的国宝。一件是王惟一奉诏编纂的三卷本《铜人腧穴针灸图经》，另一件就是他主持创铸的两座针灸铜人模型。这两件国宝产生在宋代绝非偶然，与当时重视文化的大环境是密切相关的。著名学者蒋勋先生从诗词创作的角度分析说："如果说哪个朝代的皇帝有非常强的文人气质，大概也就是宋朝，从真宗、仁宗之后，到神宗、徽宗，其实都像文人。……宋代的皇帝都写得一手好字，作得一首好诗，画得一幅好画。"[1]这样的人主政，是一定不会亏待文化建设的，以活字印刷为例，"宋版书在今天全世界都是有名的，……

1　语见蒋勋《蒋勋说宋词·第二讲》，中信出版社，2012：059。

活字印刷引发了西方文艺复兴，而在宋朝时已经非常普遍"[1]。再加上宋朝文人的从容、自信和安全感，包括传统中医药学在内的宋代文化成果辉煌，可圈可点。嘉祐二年（1057 年），仁宗皇帝采纳了韩琦表奏要求整理和校正古医籍的意见，决定在编修院设立"校正医书局"，由掌禹锡、林亿、苏颂、高保衡、孙奇等当时一流的医学名家负责医籍的校正和编纂工作，保存和整理了一大批珍贵的古医籍，为中医学的传承发挥了重要作用，普惠百姓的健康，价值无法估量。据文献记载，宋仁宗还于嘉祐五年（1060 年）组织掌禹锡、林亿、苏颂等医药学家重新校订宋初校定的《开宝本草》，共收药 1082 种，增订后取名为《（嘉祐）补注神农本草》刊印。现《开宝本草》原书已佚，我们只能从《（嘉祐）补注神农本草》中零星地见到它当年的风采。这部书在《开宝本草》的基础上新补药 82 种、新定药 12 种，共增药 94 种，再加上"图经"，广义上称为《嘉祐本草》。后来，成都民间医生唐慎微撰《经史证类备急本草》（简称《证类本草》），收录前代各家医药著作及经、史、子、集诸书中有关本草的资料，共收药 1746 种，"自是指为全书"[2]，在李时珍《本草纲目》问世前的四百多年里一直被视为本草学最完备的著作。这其中，前述《（嘉祐）补注神农本草》功不可没，因为它就是《证类本草》的基础。英国科技史专家李约瑟先生在《中国科学技术史》

1　语见蒋勋《蒋勋说宋词·第七讲》，中信出版社，2012：167。

2　语见清代顾景星《白茅堂集·卷三十八》："仁宗再诏补注，增药一百。唐慎微合为《证类》，修补诸本，自是指为全书。"据清乾隆刻本。

一书中指出:"(《证类本草》)要比 15 和 16 世纪早期欧洲的植物学著作高明得多"。

　　具体到宋代这两件国宝产生的背景,文献记载说,针对当时针灸学掌握不精纯、经络与穴位图像的混杂、庸医沿袭而不知反思的情况,仁宗皇帝命令官员制定各种政令下达给大医们,让他们严谨地整理医学书籍,深刻地思考针刺、艾灸的方法,还要求把医学列入天子之官的一种职守,重视起来。他认为医学是关乎人命的大事,每天都在使用,革除它的弊端,才能永助百姓。[1]可见宋代医学进步与上层的重视密切相关,绝非偶然。

　　此外,王惟一的《图经》受唐代名医甄权的《明堂人形图》影响也是不可低估的。医家传承前行的轨迹清晰可见。

　　可能是《甲乙经》《图经》等针灸专著太过强势,又出现忽略根本、轻视对《灵枢》经学习的倾向。这一点在南宋时被史崧看破,他在为《灵枢》写序言时说:"但恨《灵枢》不传久矣,世莫能究"[2]。这才有了后来针灸学的衰落、金代针灸大师窦杰的惋愕、现代人的诧异。

　　"忽如一夜春风来,千树万树梨花开。"1989 年,天津中医学院(现天津中医药大学)结束了清代中叶以来针灸学日渐式微的颓势,以汤德安、徐汤平教授为首的"实验针灸学新学科建设"

1　参见宋代夏竦《铜人腧穴针灸图经·序》:"命百工以修政令,敕大医以谨方技。深惟针艾之法,旧列王官之守。人命所系,日用尤急,思革其谬,永济于民。"据清宣统元年(1909 年)贵池刘氏玉海堂影刻本金大定本。

2　语出《灵枢·叙》。

团队荣获国家教委颁发的"国家教学成果特等奖"。这一殊荣打开了新时代振兴中医针灸学研究的大门。古老的针灸学与新兴的神经学结合起来，终结了针灸学研究的旧模式、旧方法，开辟一条把传统临床实践与现代实验方法相结合的道路，引领了针灸学研究跨学科、多元化综合的新路径、新方向。一时，在业内乃至国外相关学界引起轰动；接着，连续两届实验针灸学师资培训班的举办又把针灸学研究创新的"春风"吹遍全国范围内相关学校、医院和研究机构，把希望的种子播撒到全国各地。更有与经络相关的化学研究、刺络放血研究、时间生物学研究等细化研究，不仅在中医史上前所未有，在当今也是前沿性研究。"实验针灸学是针灸学新的分支和重要组成部分"[1]，如果传统针灸学告诉我们如何"治病"，那么实验针灸学揭示的就是针灸治病的原理和规律，告诉我们针灸为什么能治好病。当时参与研究成果鉴定的都是国内该领域公认的顶级专家，由世界针联秘书长、中国针灸学会副会长王雪苔教授任组长，中国中西医结合研究会副会长吴咸中教授任副组长。[2] 这样一项超前的课题研究有着严谨的课题研究设计，专业背景、年龄结构合理的研究团队，以及优秀的专家评审团队，留下了历史的印记。我们骄傲地看到：一棵老树在我们这一代再次枝叶繁盛起来。

1　参见郭义、方剑乔主编《实验针灸学·绪论》，中国中医药出版社，2012：8。

2　参见庄彩微编辑、陈波审稿微信视频《纪念徐汤莘先生诞辰 90 周年（一）生平往事》。该视频脚本依据王广军《西风曾经凋碧树——徐汤莘先生小记》编写，详见《中医药文化》，2009，4（03）：4—7。

　　科学探究是没有止境的。2016 年 2 月 17 日，天津中医药大学郭义教授团队与天津大学王江教授团队合作，首次提出"计算针灸学"的概念，并在之后多次组织研讨会暨专著编写会。2020年 4 月 22 日，《世界中医药杂志》网络首发"论计算针灸学"一文，全面阐释这个概念和它所涵盖的内容。新研究综合了生物学、计算机科学和大数据等学科近年的发展成果，为古老的针灸学研究铺就了一条康庄大道，让针灸学再次站立在中医学发展的前沿。

2020 年 7 月 10 日

参考文献

[1]　史伸序 . 中国医学史 [M]. 台北：正中书局，1984.

[2]　四库全书总目：子部 .

解读关键词

「**杏林芳菲**」 ｜ 毫针与得气：特殊的疗效表

　　当我们走进针灸科看到长短不一的金针时，估计不会想到《黄帝内经·灵枢》中记载的金针有九大类之多。这九大类金针统称"九针"。为什么要设这么多类别的针形呢？因为"九针之宜，各有所为，长短大小，各有所施也，不得其用，病弗能移。"（《黄帝内经·灵枢·官针第七》）有九种针形就有九种刺法，以适应九种不同的病情。现在临床普遍使用的是九针之一的"毫针"。即便是"毫针"，针身长短、粗细也有多种规格。"毫针"在"九针"中排序第七，如果外邪侵犯了经脉、潜藏于经络，可用针尖纤细如蚊虻之嘴的毫针治疗（《黄帝内经·灵枢·九针论第七十八》），因为此针专除"寒热痛痹"之症。

　　据《三国志·魏志·华佗传》记载，华佗在为患者施以针灸时，"下针言'当引某许，若至，语人'，病者言'已到'，应便拔针，病亦行差"[1]。这其实就是针刺"得气"过程中的一段精彩对话，"当引某许"说的就是针感循经络而延引到某个部位。华佗的意思是，如果针感传导到某个部位，就告诉我。听到病人说"已到"，华佗随即把金针拔出，疾病也就治愈了。

　　针灸所谓"得气"，古称"气至"，近称"针感"，是患者接受针

1　应：立即；行：即；差，同"瘥"，病愈。

刺后局部的一种麻胀感，医生有针下沉涩而紧的感觉。这是毫针刺入腧穴一定深度、施以提插或捻转等手法后获得的经气感应。"得气"是针刺产生治疗作用的关键，故"为刺之要，气至而有效"（《黄帝内经·灵枢·九针十二原第一》）。从华佗这个医案中我们亦可发现"气速效速，气迟效迟"[1]的治疗效果，故而能看到针到病除的文献记载。

2020 年 7 月 10 日

1　语见明代徐凤编著《针灸大全》卷五《金针赋》。